安氏疗法系列

肛肠疾病手术

主审　安阿玥　主编　王春晖

中国医药科技出版社

内 容 提 要

　　本书分为"痔手术""肛裂手术""肛门直肠周围脓肿手术""肛门直肠瘘手术""直肠脱垂手术""肛门直肠狭窄手术"等六个部分，着重展示常见肛肠疾病的安氏手术疗法，术中所使用图片，绝大部分为近年拍摄和整理，所有病例均由安阿玥教授亲自手术、指导拍摄和选片。旨在向读者简明扼要地介绍安氏疗法的手术技巧，使读者能够对"安氏疗法"有一个清晰直观的认识。

图书在版编目（CIP）数据

肛肠疾病手术图谱 / 王春晖主编 . — 北京：中国医药科技出版社，2017.1
（安氏疗法系列）
ISBN 978-7-5067-8861-8

Ⅰ．①肛… Ⅱ．①王… Ⅲ．①肛门疾病—外科手术—图谱②直肠疾病—外科手术—图谱 Ⅳ．① R657.1-64

中国版本图书馆 CIP 数据核字（2016）第 277924 号

美术编辑　陈君杞
版式设计　也　在

出版　中国医药科技出版社
地址　北京市海淀区文慧园北路甲 22 号
邮编　100082
电话　发行：010—62227427　邮购：010—62236938
网址　www.cmstp.com
规格　710×1000mm $\frac{1}{16}$
印张　6 $\frac{1}{2}$
字数　95 千字
版次　2017 年 1 月第 1 版
印次　2017 年 1 月第 1 次印刷
印刷　北京盛通印刷股份有限公司
经销　全国各地新华书店
书号　ISBN 978-7-5067-8861-8
定价　36.00 元

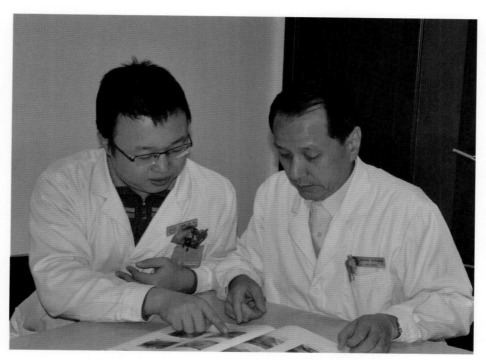

安阿玥教授（右）向编者王春晖（左）讲解手术要点

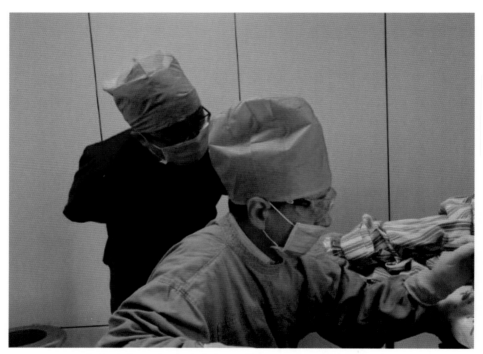

图为编者王春晖（左）观摩安阿玥教授（右）手术

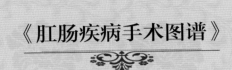

《肛肠疾病手术图谱》

编 委 会

安阿玥教授简介

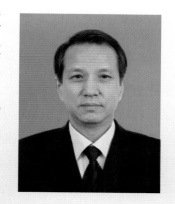

安阿玥，男，1954年10月生，教授、主任医师、博士研究生导师、中央保健会诊专家（曾数次获中央保健先进个人称号）、全国老中医药专家学术经验继承工作指导老师，1993年始享受国务院政府特殊津贴，现任中国中医科学院望京医院肛肠科及肛肠病安氏疗法诊疗中心主任、中华预防医学会肛肠病预防与控制专业委员会主任委员、全国医师定期考核肛肠专业编委会主任委员、《中国肛肠病杂志》常务编委、《中国临床医生》特邀编委、解放军总医院（301医院）普外科特聘专家、北京中医药大学教授、民进中央科技医卫委员会委员、美国南加州大学客座教授、美国肛肠外科协会理事。中国人民政治协商会议第十一届、十二届全国委员会委员，全国政协民族和宗教委员会委员，曾连续三届任中国医师协会肛肠专业委员会主任委员、北京市朝阳区政协常委。

安阿玥教授致力于肛肠专业学术研究和临床工作已40余年，在肛肠内科和肛肠外科领域均有较高的学术造诣，其发明的国家二类痔疮新药"芍倍注射液"（原名86-AN注射液、安氏化痔液、安痔注射液），获个人非职务发明专利，并于2003年由国家食品药品监督管理局颁发新药证书；创立的肛肠病"安氏疗法"被列为国家级医学继续教育项目，2004年被卫生部批准为"卫生部面向农村和基层推广适宜技术十年百项计划"向全国推广，2015 年被国家中医药管理局列入"中医适宜技术成果包"，由国家中医药管理局向全国推广。

安阿玥教授编有《肛肠病学》《肛肠病诊疗图谱》《实用肛肠病学》等多部论著，发表专业论文 60 余篇，其中 2014 年发表的"Comparing the Effect of An's Shaobei Injection with Xiaozhiling Injection in Patients with Internal Hemorrhoids of Grade Ⅰ－Ⅲ：A Prospective Cohort Study"收录于《中国中西医结合杂志》，这也是中医肛肠科唯一被 SCI 收录的文章。2004 年获中华中医药学会科学技术二等奖（第一完成人，部级）、2006 年获中华医学会科技三等奖（第一完成人，部级）。曾为多位国家领导人、省部级干部及外国友人诊治疾病，多次被中央电视台、《健康报》等国内外主流媒体宣传报道。先后出访近 20 个国家讲学和示范手术，并在第四十届布鲁塞尔世界发明博览会上获"社会事务部奖"、个人研究最高奖"军官勋章"、项目"金牌奖"三项大奖，这是中国历届医学参展中获奖最高的一次，安阿玥教授被聘为该届医学专家组评委，并载入第四十届尤里卡名人录。安氏疗法的许多技术在治疗肛肠病方面处于国内外领先水平。

前　言

　　时光如白驹过隙，不知不觉间已经在安阿玥教授身边工作学习了近十个年头。安老师高尚的医德、严谨的工作态度、博识的中西医基础理论以及高超的手术技艺，堪为医者之楷模和榜样，令我钦佩敬仰。"安氏疗法"是安老师本人总结前人成功与失败的经验教训并结合自身临床工作体会创制发明的肛肠病新疗法，目前临床上已应用30余年，受到广大患者和肛肠界前辈、同仁的认可。笔者跟随在安老师身边学习安氏疗法，有幸能够时时聆听安老师的谆谆教诲和悉心指导，因此对安氏疗法之精髓有较深刻的理解和认识。

　　承蒙安老师的厚爱和提携，能够参与到本次"安氏疗法系列"丛书的编写工作之中。本册《肛肠疾病手术图谱》将着重展示常见肛肠疾病的安氏手术方法，术中所使用图片，绝大部分为近年拍摄和整理，所有病例均由安阿玥教授亲自手术、指导拍摄和选片。全书分为"痔手术""肛裂手术""肛门直肠周围脓肿手术""肛门直肠瘘手术""直肠脱垂手术""肛门直肠狭窄手术"等六个部分，旨在向读者简明扼要地介绍安氏疗法的手术技巧，使读者能够对"安氏疗法"的特点有一个直观的认识，同时期望对临床诊疗工作能起到一定的辅助作用。

　　在本书的编写过程中，安老师给予了笔者悉心指导和帮助，望京医院和中国医药科技出版社领导亦给予了大力的支持，在此表示由衷的感谢；我科的王京文、冯大勇、冯月宁、王进宝、白志勇、王茜医生、宋洁护士长在病例搜集、照片的拍摄和文字校对过程中给予了很多帮助，在此一并致谢。

王春晖

2016 年 10 月

目　录

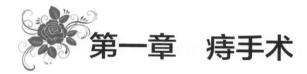

第一章　痔手术

一、内痔安氏芍倍注射液注射术

适应证

Ⅰ、Ⅱ期内痔及其他较大的出血性内痔。

禁忌证

严重心脑血管及肺部疾病患者。

严重糖尿病患者。

凝血功能障碍、有出血倾向疾病患者。

恶性肿瘤放化疗期间。

有其他严重内科疾病患者和活动受限者。

术前准备要点

术前当日排空大便，清洗肛门局部，必要时清洁灌肠。

麻醉要点及体位

肛管麻醉，侧卧位。

使用药物

1:1浓度芍倍注射液（1单位芍倍注射液加1单位0.5%利多卡因，亦可根据疾病严重程度选择2:1浓度，下同）。

手术操作要点

1. 反复消毒肠腔 2~4 遍，在肛门镜下查看需注射的痔核，先选择其中较小者在镜下充分暴露。

2. 在痔核中心隆起处斜刺进针，退针缓慢推注给药。注射药量以注射后痔核均匀饱满充盈、黏膜呈淡粉色为佳。

3. 注射完毕后，再依次从小到大注射其他痔核。

关键点提示

注射内痔，安阿玥教授提出"见痔进针、退针给药、先小后大、饱满为度"的十六字原则。

1. 见痔进针：肛门镜下见到痔后，向其隆起中心区域注药。

2. 退针给药：刺入痔核后，退针注射，防止药物进入肌层。若在进针处形成一个颜色苍白的小皮丘，说明位置浅，需继续进针；若推药后黏膜隆起不明显，说明位置过深，需微微退针。若注射的痔核黏膜立刻均匀隆起，则位置适中，此时边推药边退针。

3. 先小后大：注射时先选择较小的痔核，再选择较大的，逐个注射，防止遗漏。

4. 饱满为度：每处痔核注射完毕后须有光亮饱满的感觉，呈淡粉色。痔核小注射药量少，痔核大则药量随之增加。

术后处理要点

1. 术后予抗菌药物防治感染。

2. 术后当日少量进食，次日起可正常饮食和排便。

3. 每日便后冲洗、换药。

手术示例

示例一

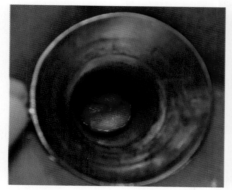

图 1-1-1A 碘伏消毒后暴露需注射的痔核

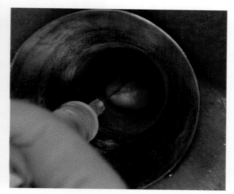

图 1-1-1B 先注射其中较小者

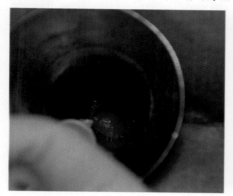

图 1-1-1C 依次从小到大注射其他痔核

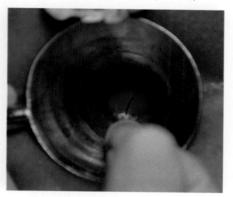

图 1-1-1D 注射后应均匀饱满

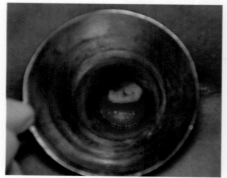

图 1-1-1E 痔核不易暴露时可使用棉球压迫协助

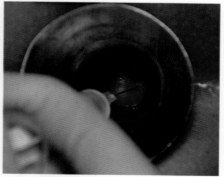

图 1-1-1F 注射后饱满充盈、黏膜呈淡粉色

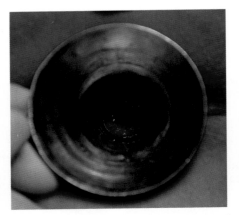

图 1-1-1G　注射后 10 分钟，可见肠腔显露

示例二

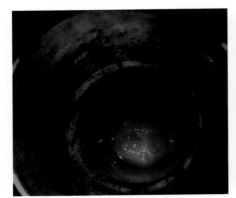

图 1-1-2A　查看需注射的痔核

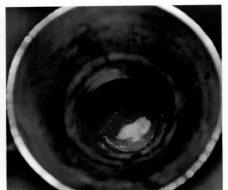

图 1-1-2B　注射前充分暴露

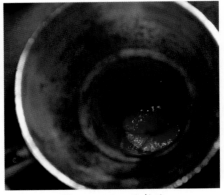

图 1-1-2C　注射后

示例三

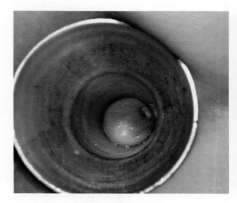 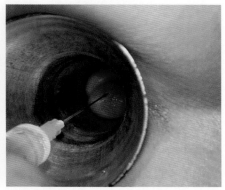

图 1-1-3A 注射前暴露痔核　　　　图 1-1-3B 注射以饱满为度

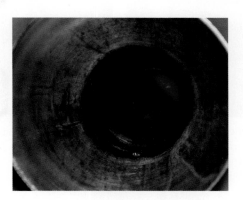

图 1-1-3C 全部注射后肠腔显露呈三角形

示例四

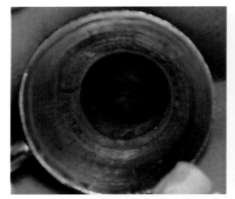

图 1-1-4A　消毒并暴露痔核

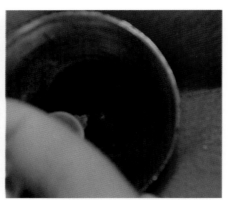

图 1-1-4B　依次从小到大注射

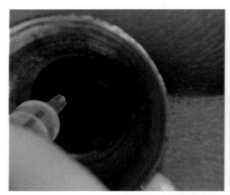

图 1-1-4C　依次从小到大注射

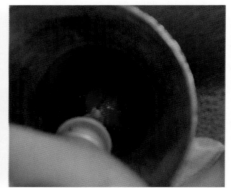

图 1-1-4D　注射以饱满为度

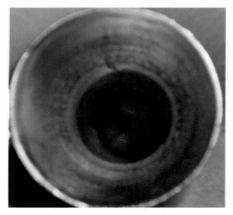

图 1-1-4E　注射后肠腔暴露呈三角形

示例五

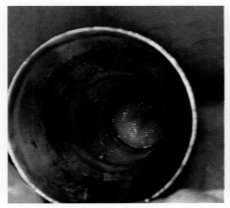

图 1-1-5A　消毒并暴露痔核

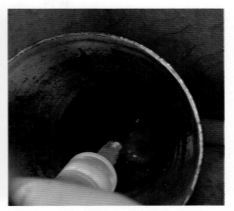

图 1-1-5B　注射中

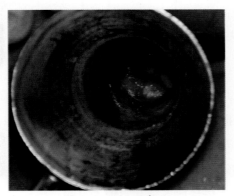

图 1-1-5C　注射后

二、内痔结扎加安氏芍倍注射液注射术

适应证

Ⅲ、Ⅳ期内痔。

禁忌证

同内痔安氏芍倍注射液注射术

术前准备要点

同内痔安氏芍倍注射液注射术

麻醉要点及体位

肛管麻醉，侧卧位。

使用药物

同内痔安氏芍倍注射液注射术

手术操作要点

1. 反复消毒肠腔 2~4 遍，充分暴露平时脱出的痔核，止血钳钳夹其中上 1/3~1/2 部分，使用 10 号粗丝线结扎，残端较大时可部分切除。

2. 在肛门镜下分别使用芍倍注射液注射较小未脱出的痔核及较大痔核的剩余未结扎部分，注射方法和原则与单纯注射术相同。

关键点提示

结扎内痔，安阿玥教授提出应遵循"不同平面、不同深浅"原则。

1. 不同平面：根据痔核位置，错落结扎，使各结扎点不在同一直肠横截面上，以避免多个瘢痕同时挛缩而发生直肠狭窄。

2. 不同深浅：痔核大小不同，结扎的深度也不同。按比例，小痔核应少结扎，但不少于全部的 1/3；大痔核应多结扎，但不需超过痔核全部的 1/2。

术后处理要点

1. 术后予抗菌药物防治感染。

2. 术后当日少量进食，次日起可正常饮食和排便。

3. 每日便后冲洗、换药。

手术示例

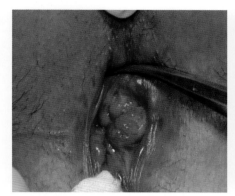

图 1-2-1A　麻醉后可见痔核暴露

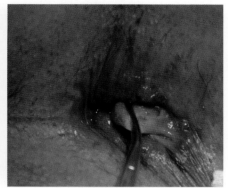

图 1-2-1B　钳夹其中上部分

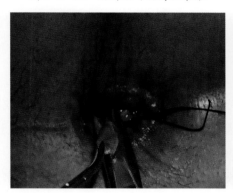

图 1-2-1C　结扎并剪除残端

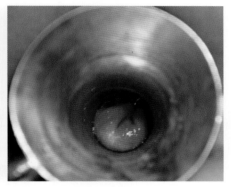

图 1-2-1D　肛门镜下观察剩余部分

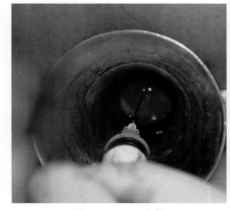

图 1-2-1E　注射

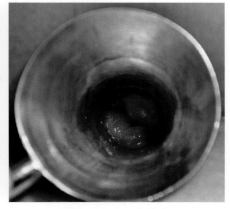

图 1-2-1F　注射后

三、外痔切除术

适应证

各类型外痔。

禁忌证

同内痔安氏芍倍注射液注射术。

术前准备要点

同内痔安氏芍倍注射液注射术。

麻醉要点及体位

局部麻醉，侧卧位。

手术操作要点

1.结缔组织外痔：痔体较小、范围局限在齿线以下者，术中提起后，作放射状梭形切口剪除；痔体较大、范围直至齿线者，作梭形切口并剥离至齿线以上，结扎根部并切除多余组织。

2.静脉曲张型外痔：在肛缘选取静脉曲张明显处作为手术切除的位置，多为截石位3、7、11点。提起痔体后，作放射状切口剪除，再剥离或结扎未剪除的静脉团。

3.血栓外痔：钳夹提起血栓远端皮肤，以肛门为中心做一放射状梭形切口，将覆盖皮肤和血栓剥离。

4.炎性外痔：同"结缔组织外痔"手术操作要点。

关键点提示

1.切除外痔，安阿玥教授提出切口"宁长勿短、宁窄勿宽；不同长短、不同窄宽"，即切口宜长宜窄，并且根据不同外痔的大小，调整切口长度宽度，以使引流通畅。

2.因"郎格氏线"的存在，切口应为放射状梭形，即与郎格氏线平行，可减轻瘢痕，避免瘢痕挛缩对肛门外观和功能的影响。

3.多个切口时，保留切口间的皮桥，可防止肛门狭窄。

术后处理要点

1.术后予抗菌药物防治感染。

2.术后当日少量进食，次日起可正常饮食和排便。

3.每日便后冲洗、换药。

手术示例

示例一

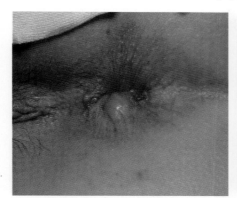

图1-3-1A　9点位血栓外痔

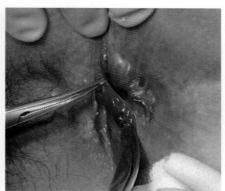

图1-3-1B　术中做放射状梭形切口
剥离覆盖皮肤

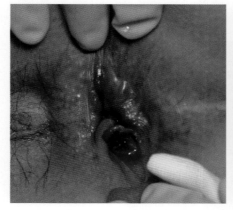

图1-3-1C　暴露血栓

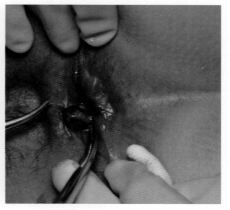

图1-3-1D　剥离血栓

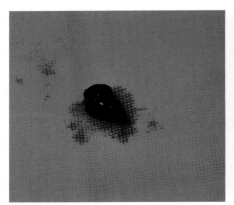

图 1-3-1E　血栓

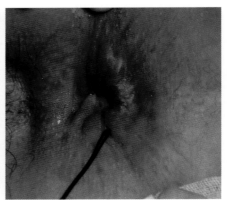

图 1-3-1F　术后外观

示例二

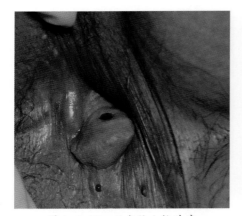

图 1-3-2A　9点位血栓外痔

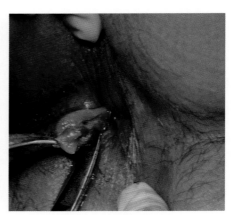

图 1-3-2B　血栓连同覆盖皮肤一并剥离

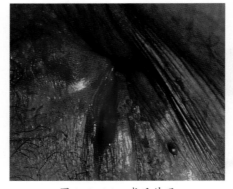

图 1-3-2C　术后外观

示例三

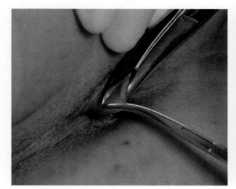

图 1-3-3A 结缔组织外痔

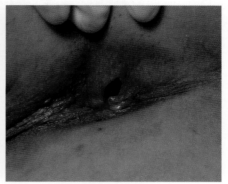

图 1-3-3B 术后切口

示例四

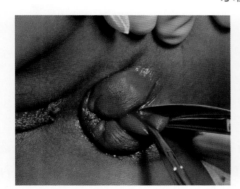

图 1-3-4A 静脉曲张型伴结缔组织性外痔

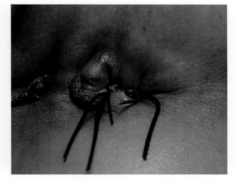

图 1-3-4B 剩余 11~12 点结缔组织外痔

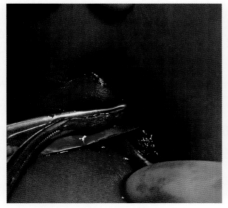

图 1-3-4C 钳夹痔体后剪除

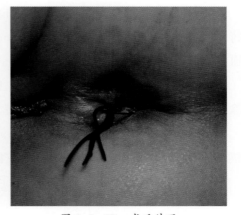

图 1-3-4D 术后外观

四、混合痔安氏改良外剥内扎加芍倍注射液注射术

适应证

各类混合痔。

禁忌证

同内痔安氏芍倍注射液注射术

术前准备要点

同内痔安氏芍倍注射液注射术

麻醉要点及体位

局部麻醉，侧卧位。

使用药物

同内痔安氏芍倍注射液注射术

手术操作要点

1. 反复消毒肠腔 2~4 遍，查看内痔各痔核和外痔的大小及分布位置，选择内痔脱出且外痔较大的点位作为主要的外剥内扎部位，多为 3、7、11 点母痔区。

2. 钳夹提起外痔的隆起部分，在其基底部作放射状的细长梭形剪切口，将外痔皮瓣分离至齿线以上 0.1~0.5cm，并剥离皮瓣下结缔组织、静脉丛或血栓。

3. 用止血钳钳夹对应内痔的中上 1/3~1/2 部分，并用 10 号粗丝线结扎，剪除游离部分，注意保留至少 0.5cm 残端。

4. 同法处理其他主要点位混合痔，切除残余外痔。注射剩余未结扎部分痔核及其他遗留内痔。注射方法同内痔安氏芍倍注射液注射术。

关键点提示

同内痔安氏芍倍注射液注射术、内痔结扎加安氏芍倍注射液注射术和外痔切

除术。

术后处理要点

1. 术后予抗菌药物防治感染。

2. 术后当日少量进食，次日起可正常饮食和排便。

3. 每日便后冲洗、换药。

手术示例

示例一

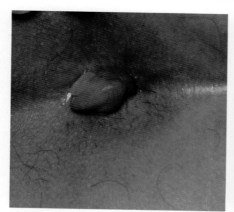

图 1-4-1A 截石位 11 点混合痔

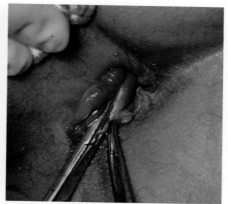

图 1-4-1B 剥扎时钳夹内痔中上部

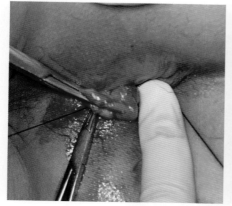

图 1-4-1C 结扎内痔

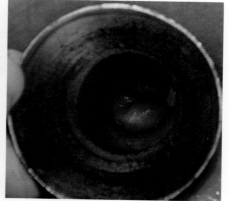

图 1-4-1D 观察需注射的未结扎部分
痔核及其他遗留内痔

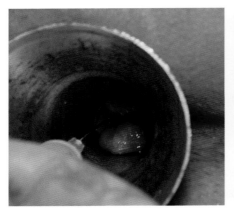

图 1-4-1E　依次从小到大注射

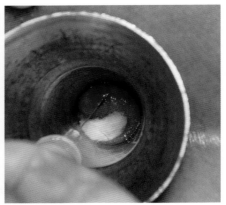

图 1-4-1F　依次从小到大注射

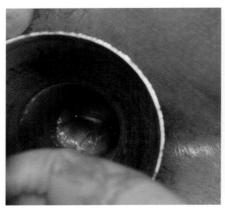

图 1-4-1G　依次从小到大注射

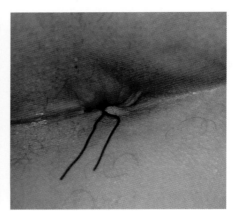

图 1-4-1H　术后局部外观

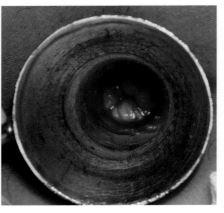

图 1-4-1I　肛镜下查看内痔已开始萎缩

示例二

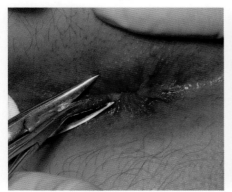

图 1-4-2A 剥离外痔

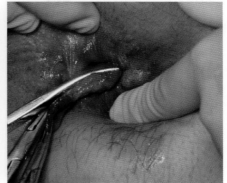

图 1-4-2B 结扎内痔时钳夹中上部

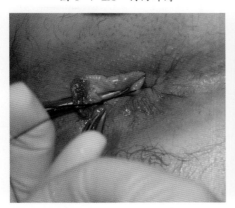

图 1-4-2C 结扎内痔

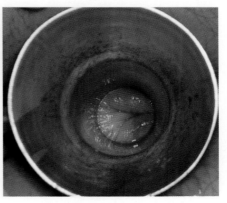

图 1-4-2D 查看并注射内痔

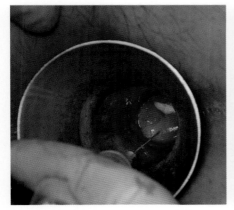

图 1-4-2E 注射以饱满为度

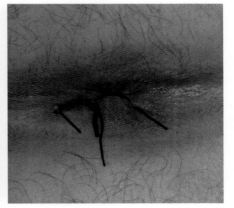

图 1-4-2F 术后局部外观

示例三

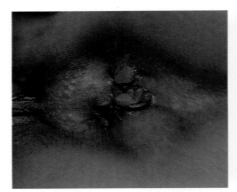

图 1-4-3A　术前局部外观

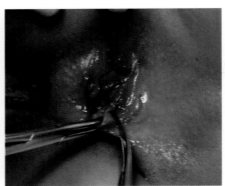

图 1-4-3B　术中剥扎

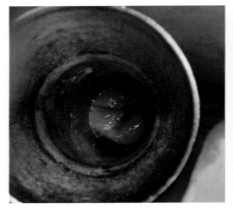

图 1-4-3C　剥扎后镜下查看需注射部位

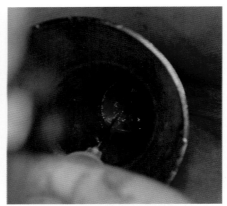

图 1-4-3D　注射内痔

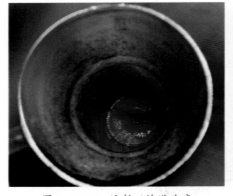

图 1-4-3E　注射以饱满为度

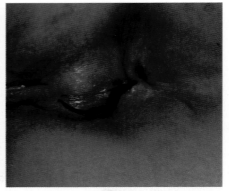

图 1-4-3F　术后局部外观

示例四

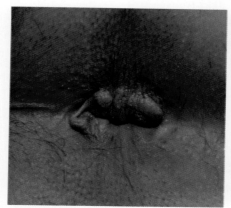

图 1-4-4A 混合痔麻醉前

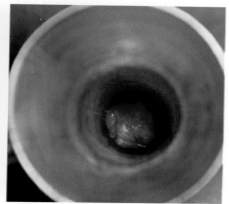

图 1-4-4B 内痔核

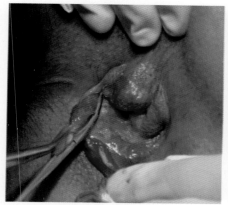

图 1-4-4C 麻醉后，痔体部分脱出，
剥扎 7 点痔体

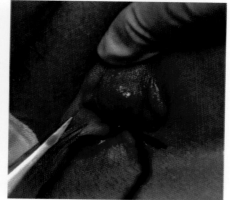

图 1-4-4D 剥扎 11 点痔体

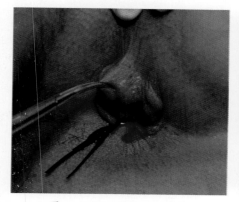

图 1-4-4E 剥扎 3 点痔体

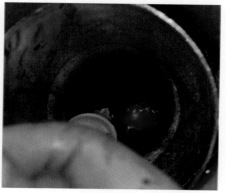

图 1-4-4F 肛镜下注射内痔

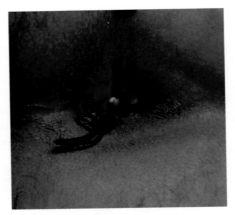

图 1-4-4G　术后局部外观

示例五

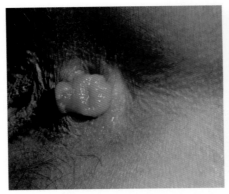

图 1-4-5A　混合痔内痔部分脱出肛外

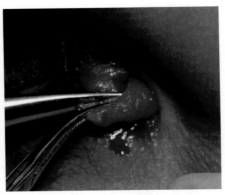

图 1-4-5B　剥离外痔

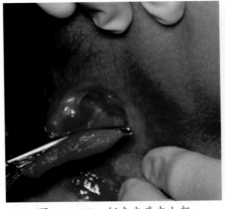

图 1-4-5C　钳夹内痔中上部

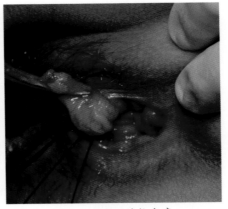

图 1-4-5D　结扎内痔

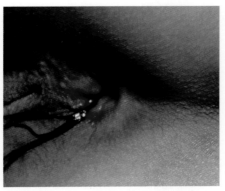

图 1-4-5E 剪除残端后局部外观

示例六

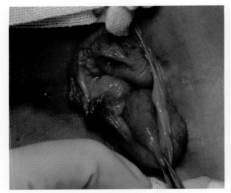

图 1-4-6A 该病例痔体主要分布于
截石位 3、7、11 点

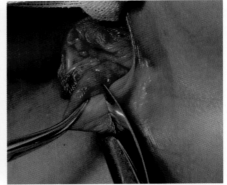

图 1-4-6B 剥扎 7 点痔体

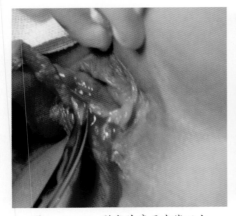

图 1-4-6C 剥离外痔至齿线以上

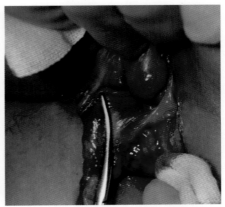

图 1-4-6D 钳夹内痔中上部

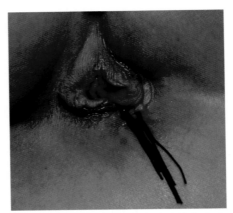

图 1-4-6E 结扎后剪除残端后局部外观

示例七

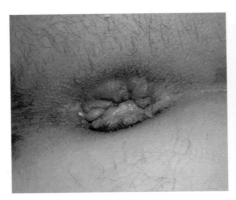

图 1-4-7A 麻醉后见痔体呈环状

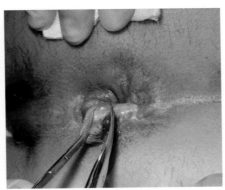

图 1-4-7B 7点位剥扎

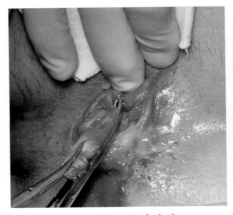

图 1-4-7C 钳夹内痔

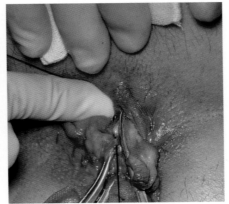

图 1-4-7D 结扎内痔

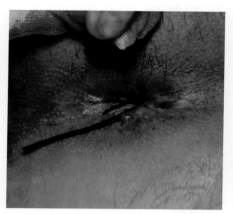

图 1-4-7E 术后切口外观

示例八

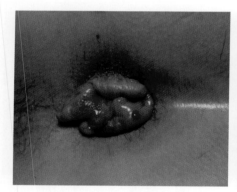

图 1-4-8A 麻醉后痔体暴露

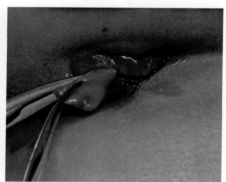

图 1-4-8B 11 点剥扎

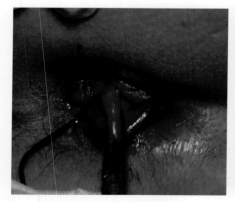

图 1-4-8C 7 点剥扎

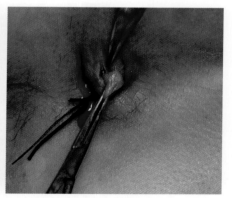

图 1-4-8D 3 点剥扎

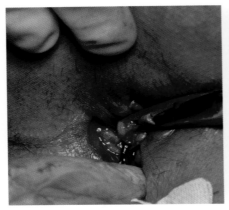

图 1-4-8E　切除剩余外痔

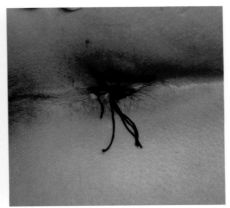

图 1-4-8F　术后外观

示例九

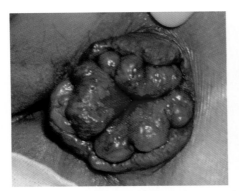

图 1-4-9A　环状混合痔，根据内痔大体可将
截石位 1、5、10 点作为外剥内扎分界线

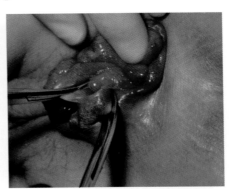

图 1-4-9B　剥离 6~9 点外痔

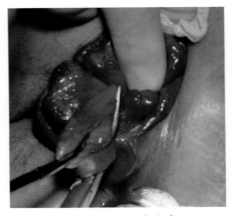

图 1-4-9C　钳夹内痔

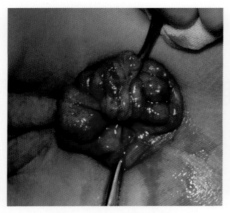

图 1-4-9D 结扎内痔

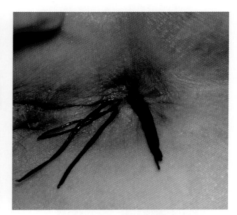

图 1-4-9E 术后局部外观

第二章　肛裂手术

肛裂切除、内括约肌松解术

适应证

陈旧性肛裂。

禁忌证

严重心脑血管及肺部疾病患者。

严重糖尿病患者。

凝血功能障碍、有出血倾向疾病患者。

恶性肿瘤放化疗期间。

有其他严重内科疾病患者和活动受限者。

术前准备要点

术前当日排空大便，清洗肛门局部，必要时清洁灌肠。

麻醉要点及体位

局部麻醉，侧卧位。

手术操作要点

1. 以肛裂口顶端为起点向肛缘外做一放射状的细长梭形切口，切口长度不小于肛裂口长度的 3 倍。

2. 切除游离皮肤和裂口溃疡面，如有哨兵痔、肥大肛乳头或皮下瘘，也一并切除或切开。

3. 沿创面基底向深部纵向划开，松解裂口瘢痕和肥厚增生的内括约肌下缘。

关键点提示

1. 肛裂深浅查清。非截石位6点的肛裂，通常较表浅，如不伴有哨兵痔等，可直接将肛裂创面剪除，形成一细长梭形切口即可。

2. 合并增生切除。

3. 切口放射合理。截石位6点的肛裂，宜在5点或7点做切口，以避免术后臀沟挤压，影响愈合。

4. 比例宽窄适中。梭形创面的宽度和长度应适中，宽度略超过肛裂口的最宽处即可，长度是裂口长度的3倍为宜。如肛裂裂口或臀间沟较深，还可适当延长创面切口并切断外括约肌皮下部，以保证引流通畅。

术后处理要点

1. 术后抗菌药物防治感染。
2. 术后当日少量进食，次日起可正常饮食和排便。
3. 每日便后冲洗、坐浴、换药。

手术示例

示例一

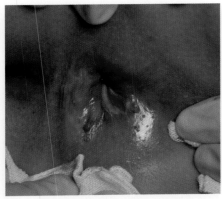 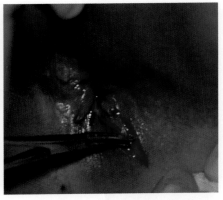

图 2-1-1A　麻醉后见肛裂口，伴有　　　　图 2-1-1B　在7点位做放射状梭形切口，
　　　一较小的哨兵痔　　　　　　　　　　将游离皮肤连同哨兵痔一并切除

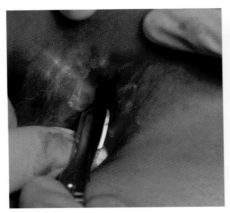

图 2-1-1C 松解瘢痕和内括约肌下缘

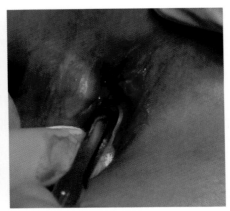

图 2-1-1D 松解后

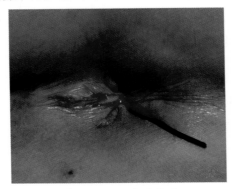

图 2-1-1E 术后外观

示例二

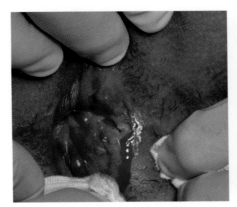

图 2-1-2A 麻醉后见肛裂口及哨兵痔

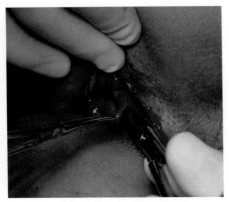

图 2-1-2B 做放射状梭形切口并切除
游离皮肤和哨兵痔

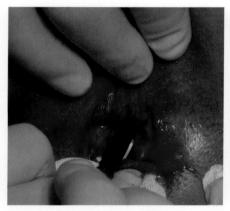

图 2-1-2C　松解

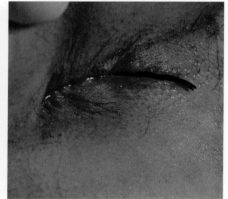

图 2-1-2D　术后外观

示例三

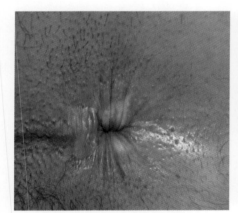

图 2-1-3A　术前

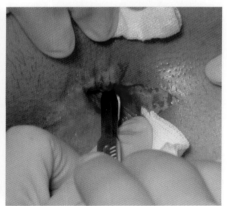

图 2-1-3B　术中松解

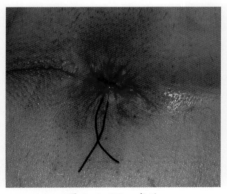

图 2-1-3C　术后

示例四

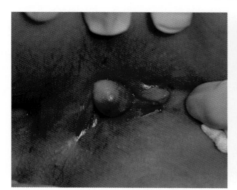
图 2-1-4A　麻醉后见肥大肛乳头脱出

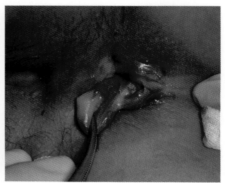
图 2-1-4B　三联征——肥大肛乳头、
　　　　　　裂口、哨兵痔

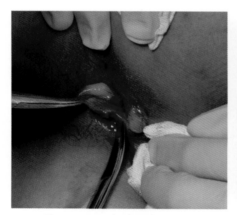
图 2-1-4C　切除肥大肛乳头

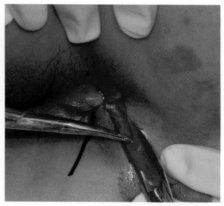
图 2-1-4D　切除外痔并在 7 点做梭形
　　　　　　切口，剪除游离皮肤

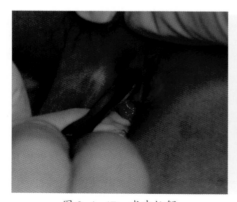
图 2-1-4E　术中松解

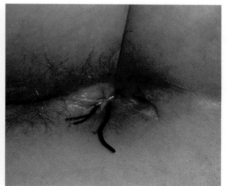
图 2-1-4F　术后

示例五

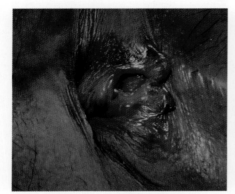

图 2-1-5A 肛裂伴混合痔

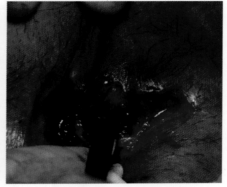

图 2-1-5B 为避开痔切口，肛裂切口选择在截石位 6 点

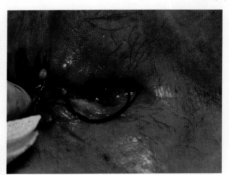

图 2-1-5C 术后

示例六

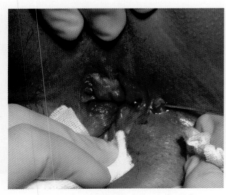

图 2-1-6A 肛裂伴皮下瘘形成

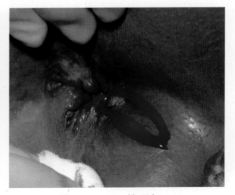

图 2-1-6B 梭形切口

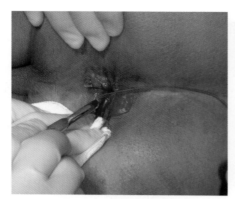

图 2-1-6C　肛瘘切开

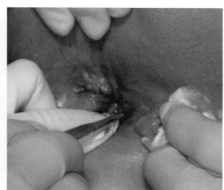

图 2-1-6D　松解

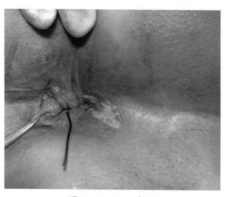

图 2-1-6E　术后

示例七

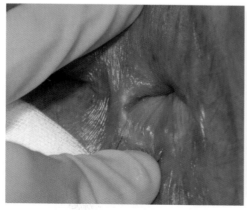

图 2-1-7A　12点位肛裂术前

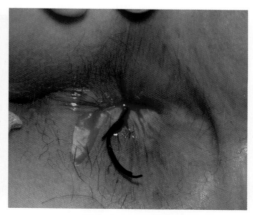

图 2-1-7B　术后

示例八

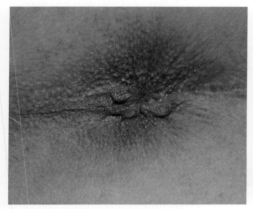

图 2-1-8A　肛裂伴混合痔术前

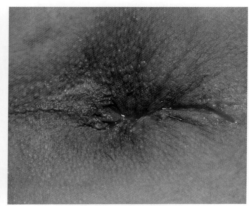

图 2-1-8B　术后

示例九

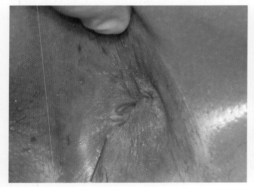

图 2-1-9A　12 点位肛裂

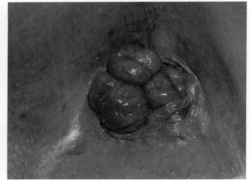

图 2-1-9B　麻醉后见内痔脱出

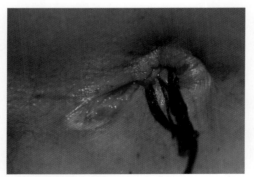

图 2-1-9C　术后

第三章　肛门直肠周围脓肿手术

一、肛周脓肿切开根治术

适应证

肛周皮下脓肿、肛门前后间隙脓肿、坐骨直肠间隙脓肿和黏膜下脓肿等低位肛周脓肿。

禁忌证

严重心脑血管及肺部疾病患者。

严重糖尿病患者。

凝血功能障碍、有出血倾向疾病患者。

恶性肿瘤放化疗期间。

有其他严重内科疾病患者和活动受限者。

术前准备要点

术前当日排空大便，清洗肛门局部，如因疼痛剧烈未排便，术前需清洁灌肠。

麻醉要点及体位

局部麻醉。体位根据脓肿位置选择左侧卧位或右侧卧位，以方便术者操作为原则。

手术操作要点

1. 在脓肿红肿最明显部位，做一以肛门为中心的放射状梭形切口，切除游离皮肤，切开皮下组织，排出病灶内脓液。如肿胀明显、皮肤张力高，也可先排脓。

2. 用探针或蚊式止血钳探入脓腔，向肛窦内口方向轻轻探查，自内口探出后，沿探针或止血钳切开，亦可沿坏死组织直接切开至齿线内口处。

3. 修剪创缘，清除内口周围及脓腔内坏死组织，以使引流通畅。

关键点提示

1. 脓肿定位要准。即内口和脓腔定位要准确，大多数脓肿的内口和脓腔在同一点位，指诊即可确定。内口位置不明确时，可在肛门镜下探查，或手术时沿坏死腔直接将内口切开。另外探寻内口时，力量要轻，不能强行探查，防止遗漏和形成新病灶。

2. 切口长深成正比。切口的长度取决于脓肿范围的大小，一般以超过脓肿范围 0.5~1cm 为宜。范围大者，切口应相应延长，相应的切口的深度也应成比例的适度加深，以确保引流通畅。

3. 创口宽窄合适。创口的宽度应能够使脓腔充分暴露，但不宜过宽，否则愈合慢瘢痕重，一般不超过长度的三分之一。

4. 引流通畅为佳。切开脓腔后应使其引流通畅，切口远端不留"盲袋"。对于脓腔和内口的坏死组织，不必全部清除，适度切除和搔刮后使引流通畅即可，以免过度损伤和术后疼痛。另外内口在截石位 6 点时，切口位置宜选取 5 点或 7 点位，以避免臀间沟挤压引流不佳。

术后处理要点

1. 术后抗菌药物治疗感染。

2. 术后当日少量进食，次日起可正常饮食和排便。

3. 每日便后冲洗、坐浴、换药。

手术示例

示例一

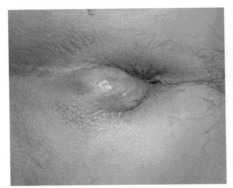

图 3-1-1A　肛周皮下脓肿，局部隆起明显

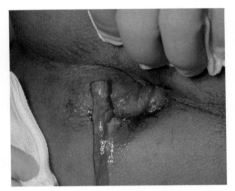

图 3-1-1B　因张力较高，麻醉后先排脓

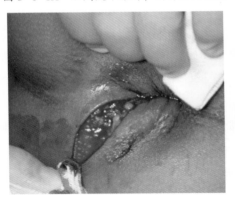

图 3-1-1C　做放射状梭形切口

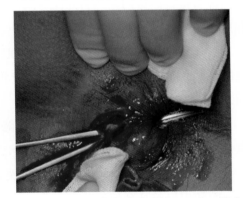

图 3-1-1D　用蚊式钳自脓腔探入，内口探出

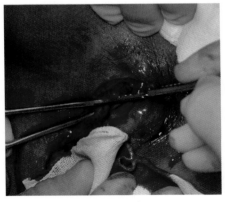

图 3-1-1E　切开

示例二

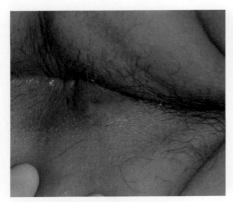

图 3-1-2A　1 点位肛周脓肿

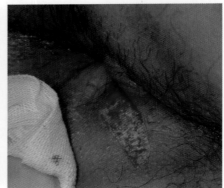

图 3-1-2B　梭形切口

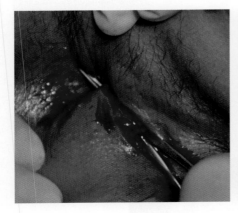

图 3-1-2C　蚊式钳探查内口

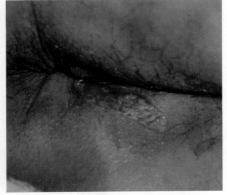

图 3-1-2D　切开后

示例三

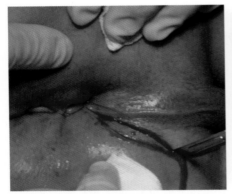

图 3-1-3A 梭形切口

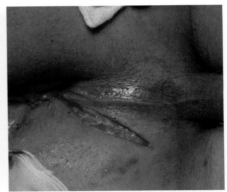

图 3-1-3B 切除游离皮肤

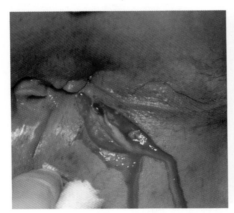

图 3-1-3C 排脓

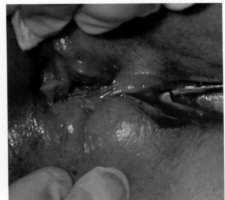

图 3-1-3D 自内口探出

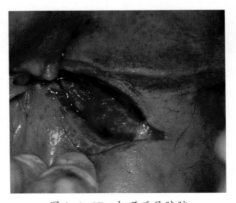

图 3-1-3E 切开后见脓腔

示例四

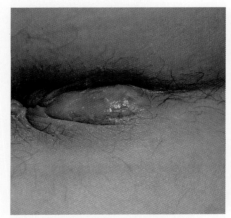

图 3-1-4A　截石位 6 点脓肿

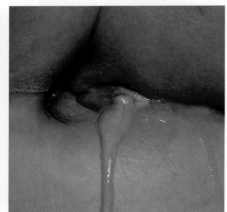

图 3-1-4B　排脓

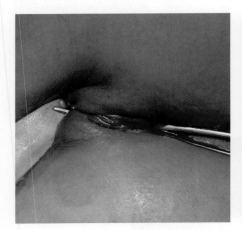

图 3-1-4C　蚊式钳自内口探出

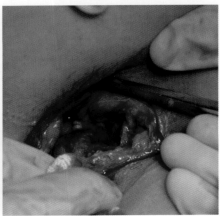

图 3-1-4D　切开后见脓腔

示例五

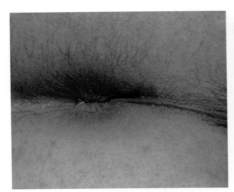

图 3-1-5A　1 点位肛周脓肿，红肿不显

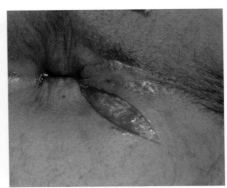

图 3-1-5B　梭形切口

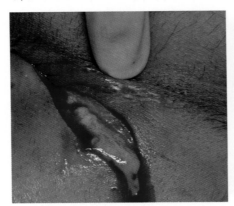

图 3-1-5C　排脓

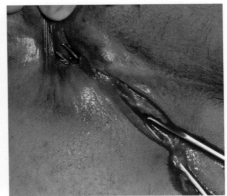

图 3-1-5D　探出

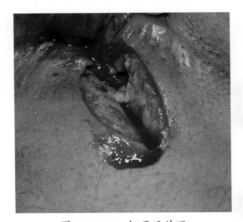

图 3-1-5E　切开后外观

示例六

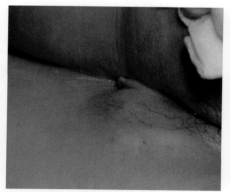

图 3-1-6A　1点位肛周脓肿，红肿不显

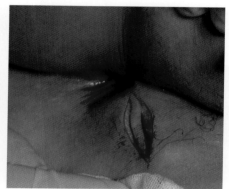

图 3-1-6B　梭形切口

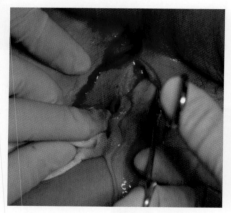

图 3-1-6C　止血钳钝性分离排脓

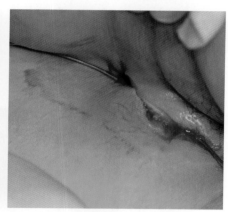

图 3-1-6D　探针自内口探出

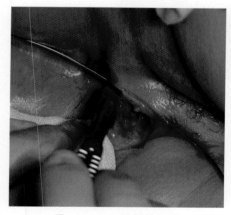

图 3-1-6E　沿探针切开

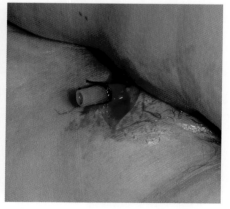

图 3-1-6F　脓腔较深，置乳胶管引流

示例七

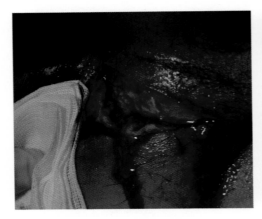

图 3-1-7A　排脓

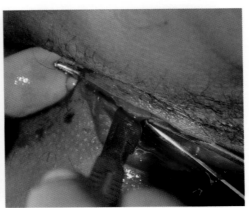

图 3-1-7B　切开

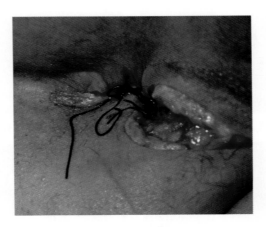

图 3-1-7C　术后

示例八

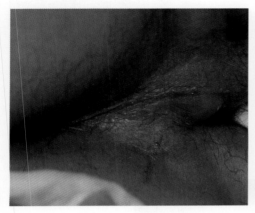

图 3-1-8A 会阴部脓肿

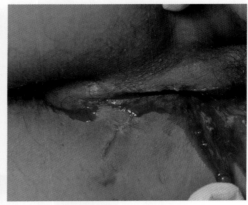

图 3-1-8B 切开排脓

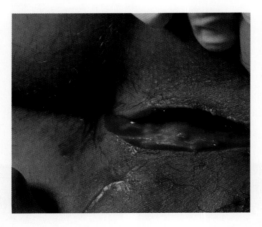

图 3-1-8C 术后

示例九

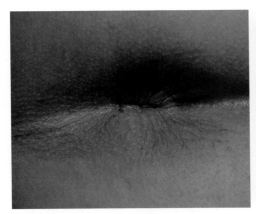

图 3-1-9A　10 点位脓肿

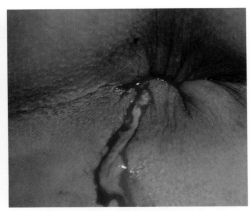

图 3-1-9B　切开排脓

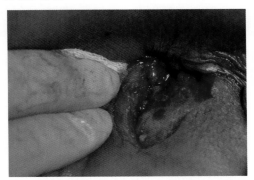

图 3-1-9C　术后

示例十

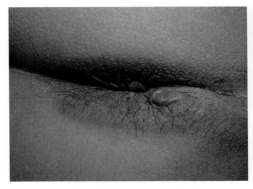

图 3-1-10A　12 点位脓肿

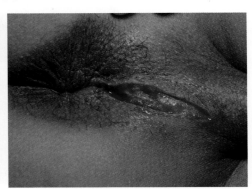

图 3-1-10B　术后外观

二、高位肛周脓肿低位切开、高位乳胶管引流术

适应证

骨盆直肠窝脓肿、直肠后间隙脓肿等高位肛周脓肿。

禁忌证

同肛周脓肿切开根治术。

术前准备要点

同肛周脓肿切开根治术。

麻醉要点及体位

局部麻醉或骶管麻醉，侧卧位。

手术操作要点

1. 如脓肿范围累及低位肛周间隙，先切开低位脓腔，操作方法同肛周脓肿切开根治术的"手术操作要点"；如无低位脓腔存在，也需在与内口相同点位的皮肤上做一以肛门为中心的放射状棱形切口，切除游离皮肤后将切口延至齿线内口处。此步骤为"低位切开"。

2. 自内口处沿坏死组织向上钝性分离，排出高位脓腔残存脓液。适当扩创，以顶端带有侧孔的乳胶管，置入脓腔深部顶端，缝扎固定。此步骤为"高位乳胶管引流"。

关键点提示

同肛周脓肿切开根治术。在不影响正常收缩功能的情况下，可部分离断肛管直肠环，以使引流通畅。

术后处理要点

同肛周脓肿切开根治术。术后换药时，自乳胶管下端灌入生理盐水，彻底冲洗脓腔，一般经反复冲洗 3~7 日，流出的冲洗液清亮无杂质，说明脓腔内坏死物

已完全脱落，可拔管以油纱条引流，但仍需肛镜下冲洗。

手术示例

示例一

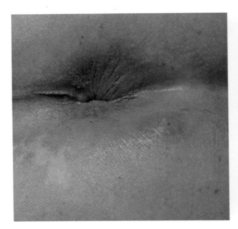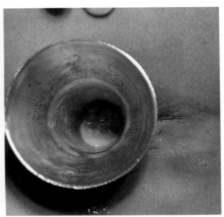

图 3-2-1A　肛缘 7 点位略红肿，病灶累　　图 3-2-1B　麻醉后肛门镜下查看内口
　　及直肠后间隙和肛门后间隙　　　　　　　　时脓液自内口流出

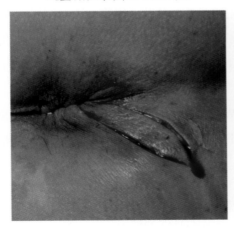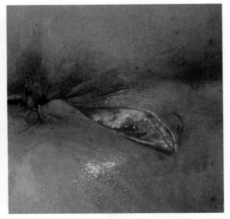

图 3-2-1C　术中在 7 点位做放射状　　图 3-2-1D　切除游离皮肤后见坏死组织
　　梭形切口

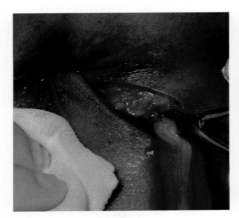

图 3-2-1E 排脓

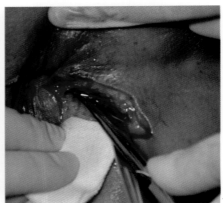

图 3-2-1F 沿坏死组织切开

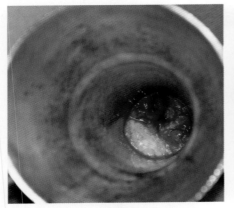

图 3-2-1G 镜下查看高位脓腔

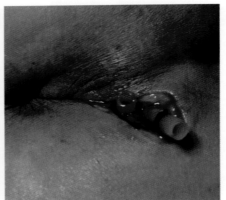

图 3-2-1H 置乳胶管引流

示例二

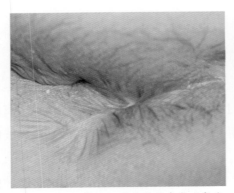

图 3-2-2A 高位肛周脓肿引流术后复发

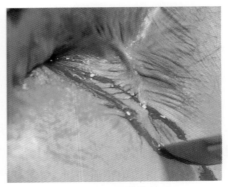

图 3-2-2B 低位切开

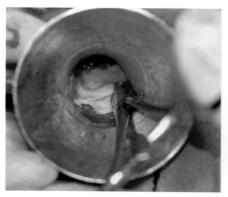 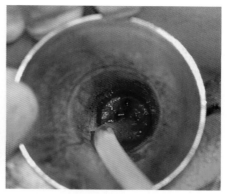

图 3-2-2C　排脓　　　　　　　　　图 3-2-2D　置管

三、肛周脓肿主灶切开、对口引流术

适应证

包括马蹄形肛周脓肿在内的范围较大的肛周脓肿。

禁忌证

同肛周脓肿切开根治术。

术前准备要点

同肛周脓肿切开根治术。

麻醉要点及体位

局部麻醉或骶管麻醉，侧卧位。

手术操作要点

1. 确定内口位置和病灶范围。

2. 在肛缘与内口相同点位做一以肛门为中心的放射状棱形切口，切除游离皮肤，切开皮下组织，排出脓腔内脓液。用探针或蚊式止血钳探入脓腔，自齿线内口探出后切开，此步骤称为"主灶切开"。

3. 术者食指或用止血钳进入脓腔探查，进一步明确病灶范围，同时将脓腔内的纤维间隔钝性分离，排出残余脓液。在脓腔侧缘做以肛门为中心的放射状棱形引流切口，暴露脓腔，使之与主灶切口贯通，此步骤称为"对口引流"。

关键点提示

同肛周脓肿切开根治术。主灶切口与引流切口间皮桥较窄时，术中置橡皮条引流；如皮桥较宽，可置入带侧孔的乳胶管，便于冲洗，亦可再做一引流切口。

术后处理要点

同肛周脓肿切开根治术。橡皮条引流者，换药时直接冲洗，并用凡士林纱条引流；置乳胶管引流者，自乳胶管一端灌入生理盐水，彻底冲洗脓腔，反复冲洗3~7日，待冲洗液清亮无絮状坏死物后，撤管换凡士林纱条引流。

手术示例

示例一

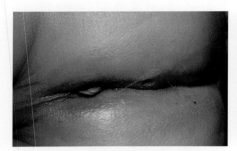

图 3-3-1A 全马蹄形肛周脓肿，肛周略肿，5 点位皮肤薄

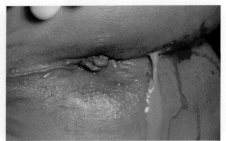

图 3-3-1B 麻醉后在 5 点位切开排脓

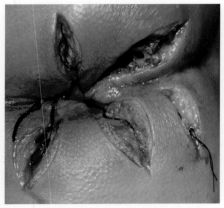

图 3-3-1C 手术切口，其中 7 点为主灶切口，5 点切口直接连通高位脓腔

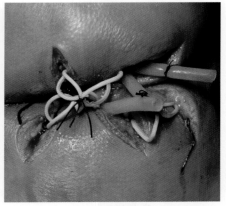

图 3-3-1D 切口间使用橡皮条或乳胶管引流，高位脓腔置乳胶管引流

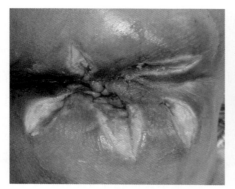

图 3-3-1E　术后第 10 天，橡皮条、乳胶管全部撤除

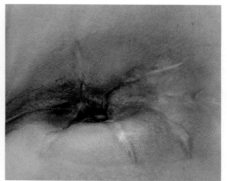

图 3-3-1F　术后 45 天随访局部外观

示例二

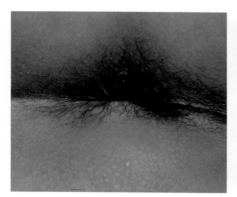

图 3-3-2A　坐骨直肠窝脓肿，范围广泛

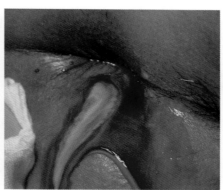

图 3-3-2B　排脓

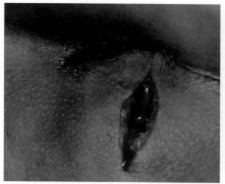

图 3-3-2C　分别在截石位 2、5 点做切口，其中 5 点为主灶切口

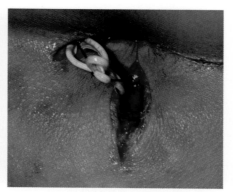

图 3-3-2D　橡皮条引流

示例三

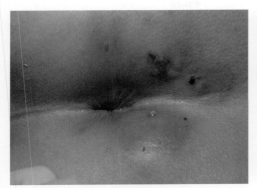

图 3-3-3A 肛周脓肿反复发作，病灶范围
累及截石位 4~8 点范围

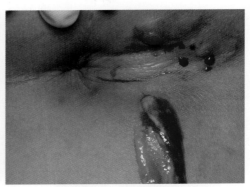

图 3-3-3B 排脓

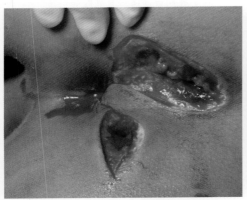

图 3-3-3C 分别做 4~6 点位主灶切口及
8 点位引流切口

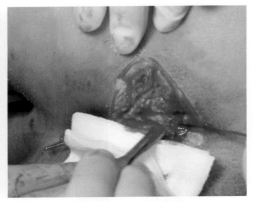

图 3-3-3D 主灶切开

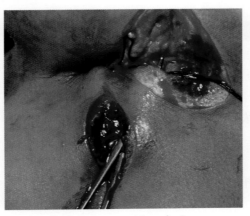

图 3-3-3E 两切口相通

示例四

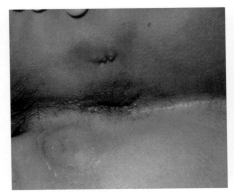

图 3-3-4A　肛周脓肿伴肛瘘

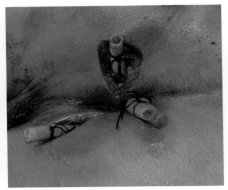

图 3-3-4B　3、11点引流切口分别与
7点主灶切口连通，置乳胶管引流

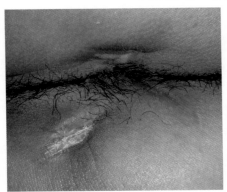

图 3-3-4C　愈后

四、肛周脓肿弧形切开根治术

适应证

半马蹄形肛周脓肿。

禁忌证

同肛周脓肿切开根治术。

术前准备要点

同肛周脓肿切开根治术。

麻醉要点及体位

局部麻醉，侧卧位。

手术操作要点

1. 确定病灶范围。

2. 自肛缘6点沿脓肿走行做弧形切口，至脓腔远端。切开皮下组织，排出脓腔内脓液。

3. 用探针或蚊式止血钳探入脓腔，向肛窦内口方向轻轻探查，自内口探出后，沿探针或止血钳切开，亦可沿坏死组织直接切开至齿线内口处。

4. 修剪创缘，清除内口周围及脓腔内坏死组织，以使引流通畅。

关键点提示

同肛周脓肿切开根治术。术前要明确脓肿走行和位置，勿盲目切开。直接切开即可，勿损伤过多肛周皮肤。

术后处理要点

同肛周脓肿切开根治术。

手术示例

示例一

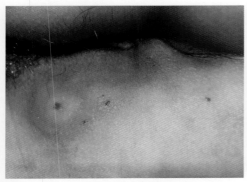 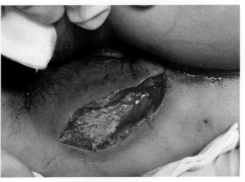

图3-4-1A 半马蹄形肛周脓肿，11点位红肿　　　图3-4-1B 切口

示例二

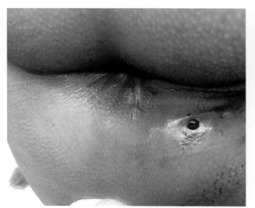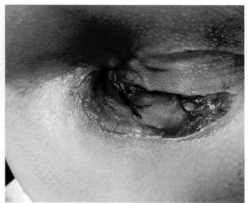

图 3-4-2A　半马蹄形肛周脓肿，破溃后　　　　　　图 3-4-2B　切口
外口位于 1 点位

五、肛周脓肿切开引流术

适应证

无内口的肛周脓肿以及暂不适宜行根治术者。

禁忌证

脓肿一旦形成，如无破溃可能且可耐受手术，均可行切开引流术。

术前准备要点

同肛周脓肿切开根治术。

麻醉要点及体位

局部麻醉，侧卧位。

手术操作要点

1. 确定病灶范围。

2. 在红肿最明显处做一放射状梭形切口，排出脓液。脓腔较大时，术者以食指或止血钳将脓腔内的纤维间隔钝性分离，以避免脓液残留和引流不畅。

关键点提示

同肛周脓肿切开根治术。选择皮肤最薄弱、红肿最明显处切开排脓；脓腔范围较大时或较深时，可置管引流或做两个或两个以上切口，形成"对口引流"。

术后处理要点

同肛周脓肿切开根治术。

手术示例

示例一

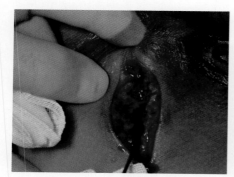

图 3-5-1A　术中探针不能自齿线处探出

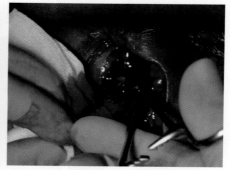

图 3-5-1B　钝性分离深部脓腔

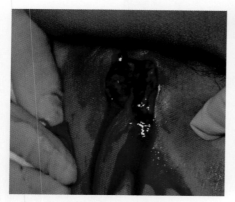

图 3-5-1C　排脓

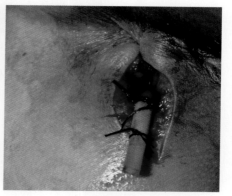

图 3-5-1D　置管引流

示例二

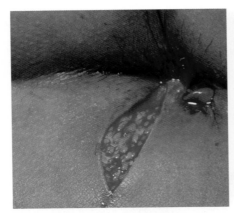

图 3-5-2A 梭形切口

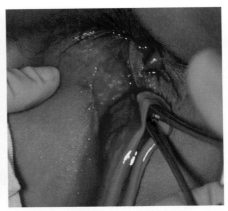

图 3-5-2B 排脓

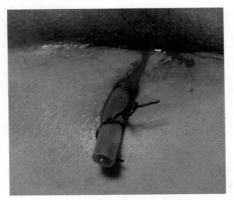

图 3-5-2C 置管引流

示例三

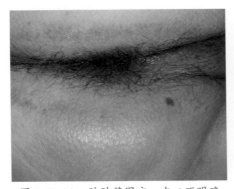

图 3-5-3A 脓肿范围广，内口不明确

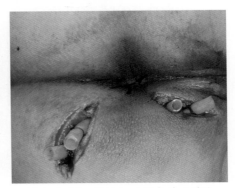

图 3-5-3B 做两切口形成对口引流

第四章 肛门直肠瘘手术

一、肛瘘切开根治术

适应证

单纯低位肛瘘和皮下瘘。

禁忌证

严重心脑血管及肺部疾病患者。

严重糖尿病患者。

凝血功能障碍、有出血倾向疾病患者。

恶性肿瘤放化疗期间。

有其他严重内科疾病患者和活动受限者。

术前准备要点

术前当日排空大便，清洗肛门局部，必要时清洁灌肠。

麻醉要点及体位

局部麻醉。体位根据瘘管位置选择左侧卧位或右侧卧位，以方便术者操作为原则。

手术操作要点

1. 确定内口、外口位置和瘘管走行。

2. 沿瘘管做一以肛门为中心的放射状梭形切口，切口长度宜超过瘘管长度

0.5~1cm。切除游离皮肤。

3.探针自外口探入瘘管，并自内口引出，沿探针切开内口至外口间的瘘管壁等组织，将瘘管完全敞开。

4.修剪创缘和内口，清除坏死组织和较重的瘢痕，保证引流通畅。

关键点提示

1.切口的长度取决于瘘管的长短，切口宽度一般不超过长度的三分之一，以保证创口引流通畅和正常愈合。

2.术中不能用探针强行探查内口，避免形成新的病灶。会阴部位的肛瘘通常较表浅，用探针探查时，要自会阴向肛门方向，相反则可能误刺入阴囊或阴道内。

3.瘘管瘢痕组织不必全部剔除，引流通畅即可。

术后处理要点

1.术后抗菌药物治疗感染。

2.术后当日少量进食，次日起可正常饮食和排便。

3.每日便后冲洗、坐浴、换药。

手术示例

示例一

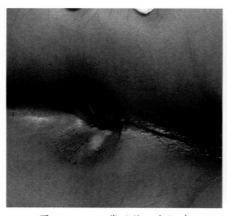 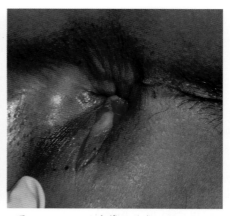

图4-1-1A　截石位3点肛瘘　　　图4-1-1B　沿瘘管做放射状梭形切口

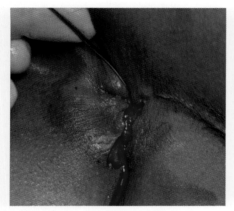

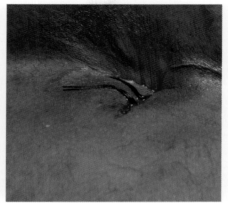

图 4-1-1C 切除游离皮肤，探针自
外口探入、内口引出

图 4-1-1D 术后外观

示例二

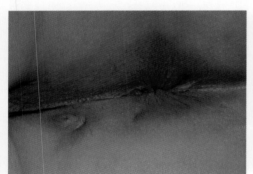

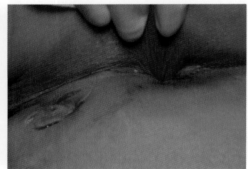

图 4-1-2A 11 点位肛瘘

图 4-1-2B 做梭形切口

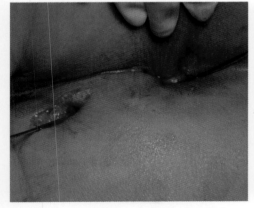

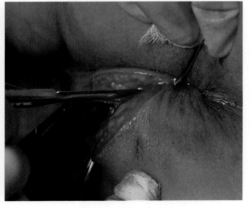

图 4-1-2C 探针自外口探入内口探出

图 4-1-2D 切开

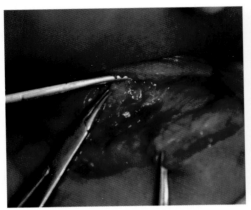

图 4-1-2E 切开后可见瘘管壁

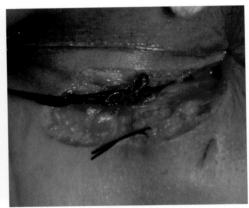

图 4-1-2F 术后外观

示例三

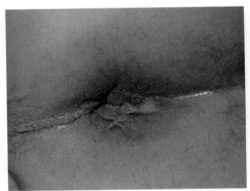

图 4-1-3A 7点位肛瘘

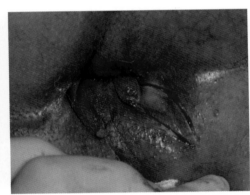

图 4-1-3B 沿瘘管做梭形切口

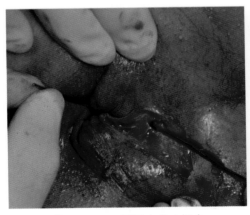

图 4-1-3C 探针自内口探出

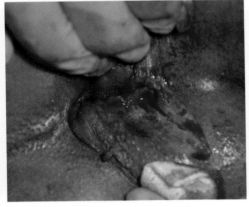

图 4-1-3D 切开后创面

示例四

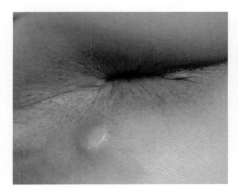

图 4-1-4A　10 点位肛瘘，未破溃

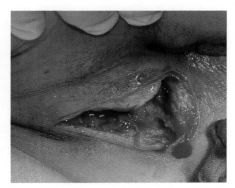

图 4-1-4B　沿瘘管部分切开

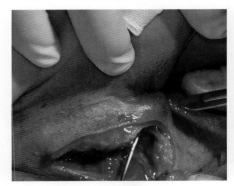

图 4-1-4C　沿探针切开

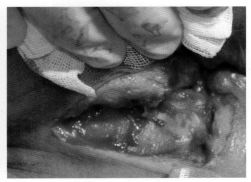

图 4-1-4D　术后创面

示例五

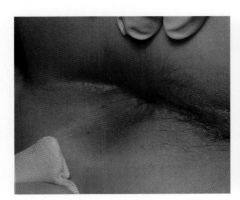

图 4-1-5A　6 点位内盲瘘，无外口

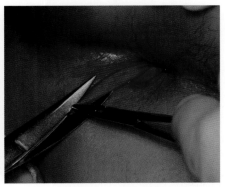

图 4-1-5B　术中在 5 点位做切口

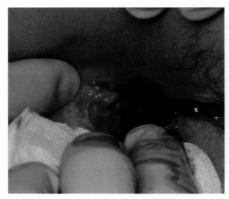

图 4-1-5C 切除游离皮肤后，
沿坏死组织切开

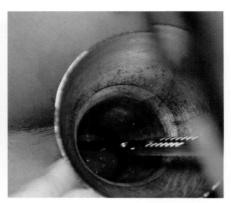

图 4-1-5D 肛门镜下切开内口

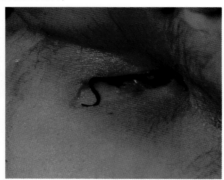

图 4-1-5E 术后外观

示例六

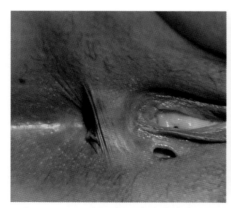

图 4-1-6A 该例为肛瘘的特殊类型 –
直肠前庭瘘

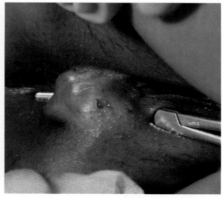

图 4-1-6B 麻醉后用止血钳探查瘘管

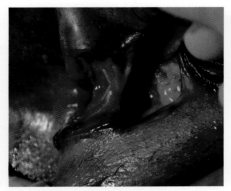

图 4-1-6C　术中见瘘管通畅

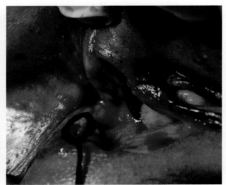

图 4-1-6D　沿瘘管切开

示例七

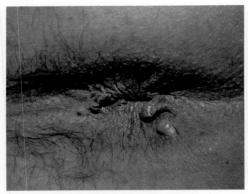

图 4-1-7A　肛瘘伴混合痔

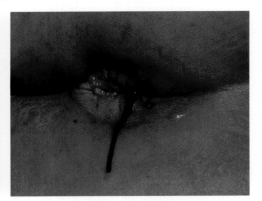

图 4-1-7B　术后

示例八

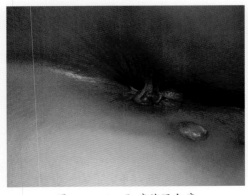

图 4-1-8A　肛瘘伴混合痔

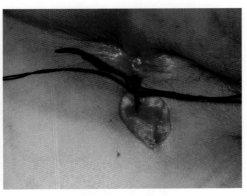

图 4-1-8B　术后

<h2>示例九</h2>

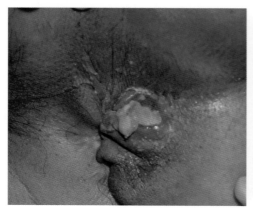
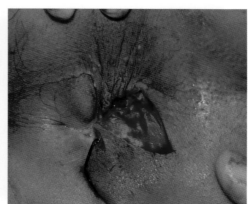

图 4-1-9A　肛瘘挂线后久不愈合，肛门畸形、
创面溃烂

图 4-1-9B　术后

<h2>示例十</h2>

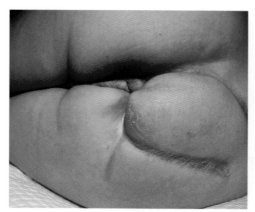
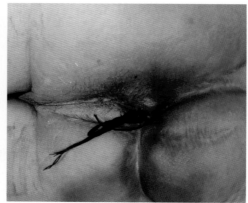

图 4-1-10A　肛瘘多次手术久治不愈，只因
避重就轻，不处理内口

图 4-1-10B　术后

二、肛瘘主灶切开、对口引流术

适应证

有明确支管的复杂肛瘘、马蹄形肛瘘和其他走行弯曲的肛瘘。

禁忌证

同肛瘘切开根治术。

术前准备要点

同肛瘘切开根治术。

麻醉要点及体位

局部麻醉或骶管麻醉，侧卧位。

手术操作要点

1. 确定内口、外口位置和瘘管走行。

2. 沿主瘘管或弯曲瘘管的近内口部分做一以肛门为中心的放射状梭形切口，切除游离皮肤。以探针自外口探入瘘管，并自内口引出。沿探针切开瘘管壁等组织，将梭形切口范围内的主瘘管部分完全敞开。此步骤为"主灶切开"。

3. 在支管外口或弯曲瘘管外口处做放射状梭形切口，切除游离皮肤后将外口适当扩大，使之与主灶切口贯通，此步骤称为"对口引流"。用止血钳将主灶切口和引流切口间的管道钝性扩创，使其通畅。

4. 修剪创缘，适当清除内口周围坏死组织，切除病灶内较重的瘢痕，使引流通畅。

关键点提示

同肛瘘切开根治术。

1. 明确瘘管的走行及内口位置，半马蹄或全马蹄形肛瘘内口在截石位 6 点，其他肛瘘内口多与主瘘管相同点位。

2. 主灶切口和引流切口间的皮桥较窄时，术中置橡皮条引流；如皮桥较宽，可置入带侧孔的乳胶管，便于冲洗，亦可再做一引流切口。

术后处理要点

同肛瘘切开根治术。橡皮条引流者，换药时直接冲洗，并用凡士林纱条引流；置乳胶管引流者，自乳胶管一端灌入生理盐水，彻底冲洗管腔，反复冲洗 3~7 日，待冲洗液清亮无絮状坏死物后，撤管换凡士林纱条引流。

手术示例

示例一

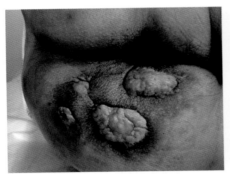

图 4-2-1A 复杂肛瘘外口处有巨大炎性增生

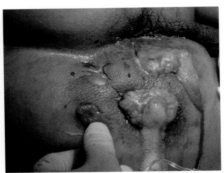

4-2-1B 术中麻醉后明确瘘管走行

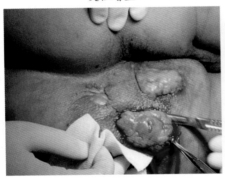

图 4-2-1C 术中切除炎性增生

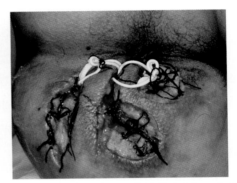

图 4-2-1D 术后外观,中间的主灶切口与两侧引流切口相通,分别使用橡皮条引流

示例二

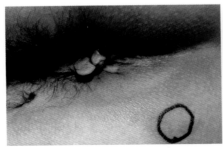

图 4-2-2A 复杂肛瘘主瘘管内口位于6点位,走行至圆圈硬结处,支瘘管与主瘘管相连,外口位于11点位

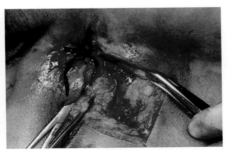

图 4-2-2B 切开后见瘘管坏死组织

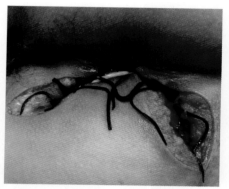

图 4-2-2C　在 11 点支瘘管外口处做
放射状引流切口，置橡皮条引流

示例三

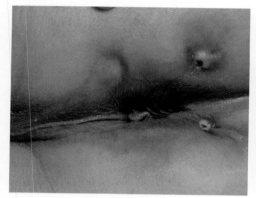

图 4-2-3A　全马蹄形肛瘘，四外口分别
位于 2、4、7、10 点

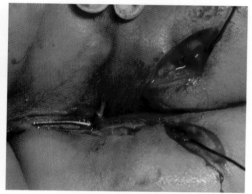

图 4-2-3B　术中探查瘘管走行

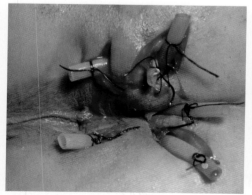

图 4-2-3C　于外口处做引流切口，6 点位
做主灶切口，并置管引流

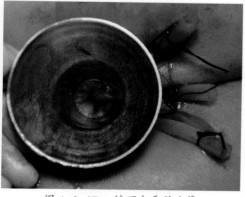

图 4-2-3D　镜下查看引流管

示例四

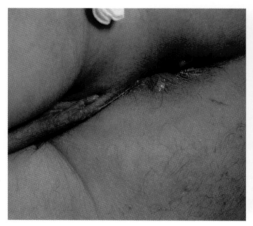 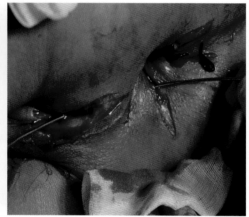

图 4-2-4A　复杂肛瘘　　　　　图 4-2-4B　主灶切口与引流切口连通

三、高位肛瘘低位切开、高位乳胶管引流术

适应证

高位肛瘘。

禁忌证

同肛瘘切开根治术。

术前准备要点

同肛瘘切开根治术。

麻醉要点及体位

局部麻醉或骶管麻醉，侧卧位。

手术操作要点

1. 确定内口位置、瘘管走行及其炎症侵及范围。

2. 对于有低位瘘管和外口者，将低位瘘管完全切开，方法同肛瘘切开根治术。对于无低位瘘管者，在与内口相同点位的皮肤上做一以肛门为中心的放射状梭形切口，并切除游离皮肤，沿梭形切口向上，将齿线处内口切开，必要时可将梭形切口加深以使引流通畅。此步骤为"低位切开"。

3. 自内口位置起，沿坏死组织向上部分切开瘘管，扩创并搔扒坏死灶，使引流通畅。将顶端带有侧孔的乳胶管，置入瘘管深部并固定。此步骤为"高位乳胶管引流"。

关键点提示

同肛瘘切开根治术。为保证引流通畅，无论低位瘘管是否存在，齿线以下都须充分敞开。切开高位病灶时，可部分离断肛管直肠环。

术后处理要点

同肛瘘切开根治术。术后换药时，自乳胶管下端灌入生理盐水，彻底冲洗，使脱落坏死组织排出。一般经 3~7 日冲洗，流出的冲洗液清亮无杂质时，说明脓腔内坏死物已完全脱落，可拔管以油纱条引流，但仍需肛镜下冲洗。

手术示例

示例一

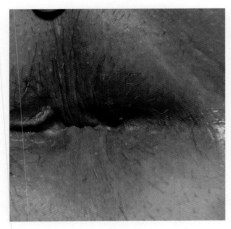 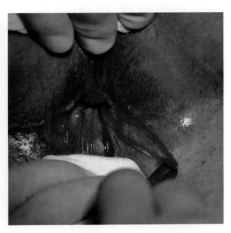

图 4-3-1A　6 点位高位肛瘘，无低位瘘管　　图 4-3-1B　在 7 点位做放射状梭形切口

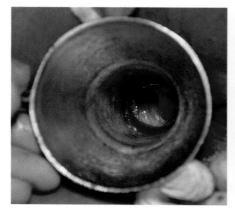

图 4-3-1C　切开内口

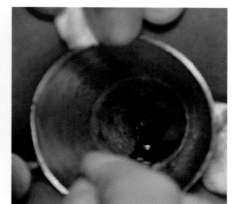

图 4-3-1D　沿坏死组织向上切开

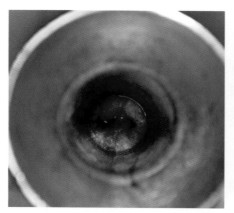

图 4-3-1E　肛镜下可见切开的瘘管

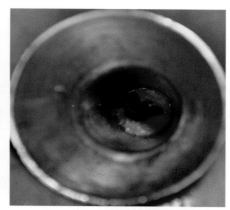

图 4-3-1F　高位坏死腔

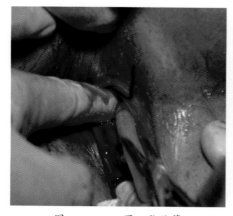

图 4-3-1G　置入乳胶管

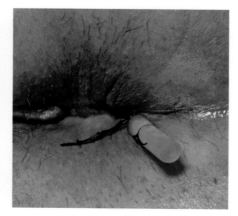

图 4-3-1H　固定，术毕

示例二

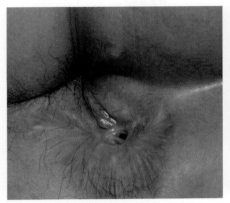

图 4-3-2A　患者曾行高位脓肿挂线术，术后形成高位肛瘘

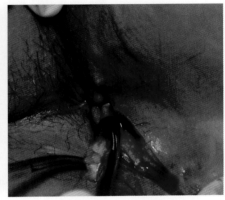

图 4-3-2B　齿线以下沿瘘管做放射状梭形切口并剪除游离皮肤

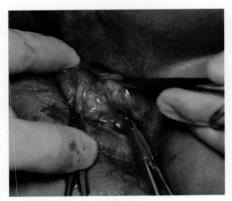

图 4-3-2C　术者食指明确内口位置

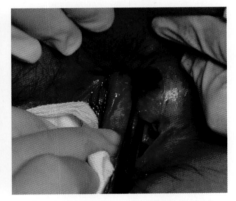

图 4-3-2D　沿坏死组织切开至齿线

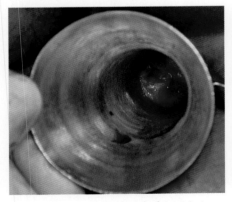

图 4-3-2E　肛门镜下查看坏死组织

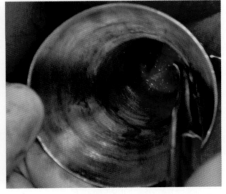

图 4-3-2F　继续沿坏死组织向上切开

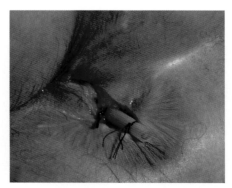

图 4-3-2G　置管引流

示例三

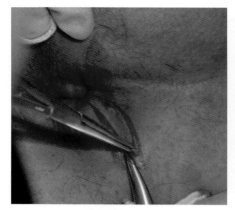

图 4-3-3A　梭形切口，切除游离皮肤

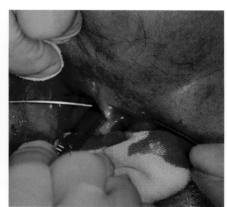

图 4-3-3B　低位切开

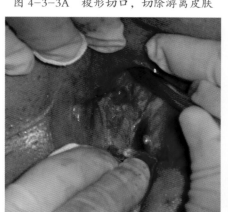

图 4-3-3C　齿线以上坏死组织

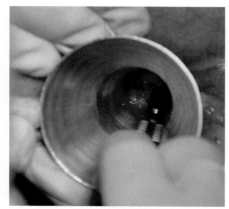

图 4-3-3D　肛镜下继续沿坏死组织切开

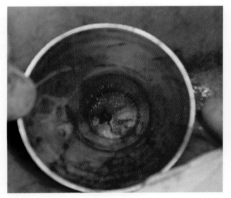

图 4-3-3E　高位病灶

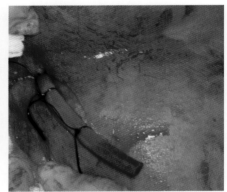

图 4-3-3F　置管

示例四

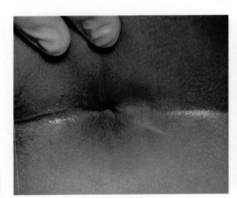

图 4-3-4A　高位肛周脓肿引流术后
形成高位肛瘘

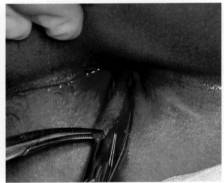

图 4-3-4B　做放射状梭形切口

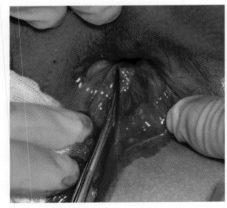

图 4-3-4C　沿坏死组织切开

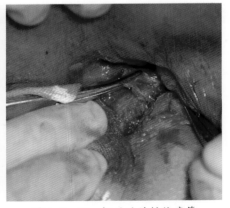

图 4-3-4D　切开后的低位瘘管

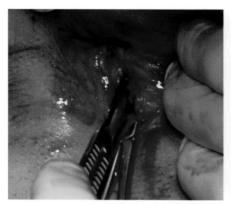

图 4-3-4E　部分切开高位瘘管

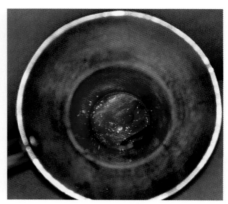

图 4-3-4F　高位病灶

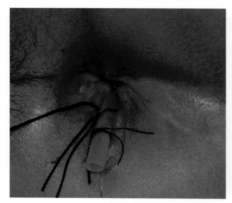

图 4-3-4G　置入乳胶管，固定

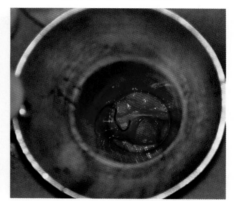

图 4-3-4H　肛镜下见乳胶管置入未完全切开的高位病灶内

四、肛瘘弧形切开根治术

适应证

半马蹄形肛瘘。

禁忌证

同肛瘘切开根治术。

术前准备要点

同肛瘘切开根治术。

麻醉要点及体位

局部麻醉，侧卧位。

手术操作要点

1. 确定病灶范围。

2. 自肛缘 6 点沿瘘管走行做弧形切口至瘘管远端或外口处。切开皮下组织，及瘘管。

3. 用探针自切开的瘘管向内口探查，探出后沿探针切开，亦可沿坏死组织直接切开至齿线内口处。

4. 修剪创缘和内口，清除坏死组织和较重的瘢痕，使引流通畅。

关键点提示

同肛瘘切开根治术。术前要明确瘘管走形和位置，勿盲目切开。直接切开即可，勿过多损伤肛周皮肤。

术后处理要点

同肛瘘切开根治术。

手术示例

示例一

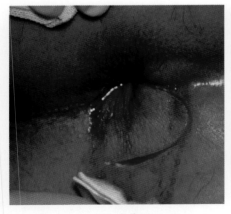 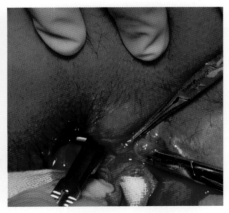

图 4-4-1A　沿瘘管做弧形切口　　　　　图 4-4-1B　内口切开

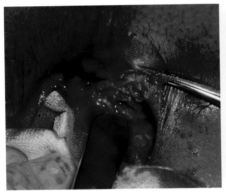

图 4-4-1C 切开后见瘘管壁

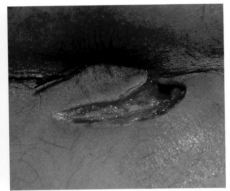

图 4-4-1D 术后切口外观

示例二

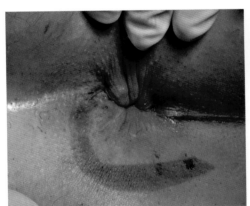

图 4-4-2A 瘘管走形

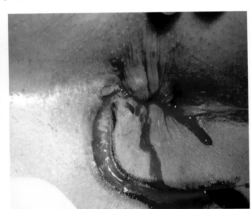

图 4-4-2B 沿瘘管切开

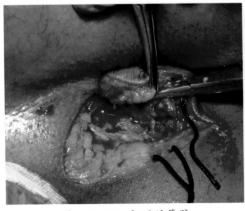

图 4-4-2C 切开的管壁

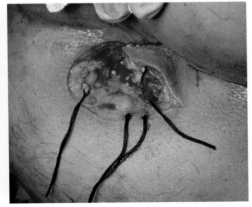

图 4-4-2D 术后切口外观

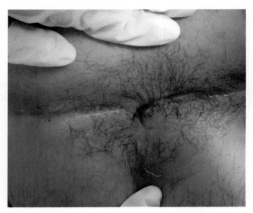

图 4-4-2E　切口愈后

示例三

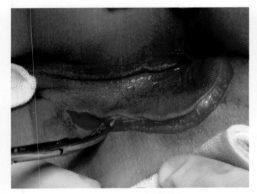

图 4-4-3A　沿瘘管壁切开

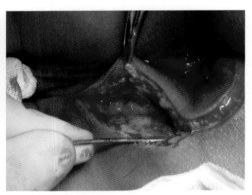

图 4-4-3B　切开后见坏死组织

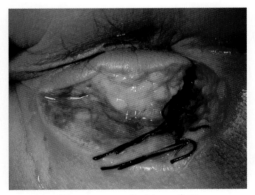

图 4-4-3C　术后切口外观

第五章　直肠脱垂手术

一、直肠内脱垂安氏芍倍注射液注射术

适应证

直肠内脱垂。

禁忌证

严重心脑血管及肺部疾病患者。

严重糖尿病患者。

凝血功能障碍、有出血倾向疾病患者。

恶性肿瘤放化疗期间。

有其他严重内科疾病患者和活动受限者。

术前准备要点

术前当日排空大便，清洗肛门局部，必要时清洁灌肠。

麻醉要点及体位

局部麻醉，侧卧位。

使用药物

1∶1 浓度芍倍注射液。

手术操作要点

1. 反复消毒肠腔，肛门镜下暴露松弛隆起部位，在隆起明显处进针，遇抵抗

感后退针给药，注射 1~2ml，以黏膜饱满为度。

2. 视野内注射完毕后，退镜继续注射，直至齿线以上。

关键点提示

1. 肛门镜下要充分暴露松弛隆起的部位，选择隆起明显处注射。

2. 均匀注射。女性前侧直肠阴道壁较薄，男性有前列腺存在，注射时注意防止刺穿或刺伤。

3. 根据黏膜松弛程度，酌情调整注射药量。

术后处理要点

1. 术后抗菌药物防治感染。

2. 术后当日少量进食，次日起可正常饮食和排便。

3. 每日便后冲洗、换药。

手术示例

示例一

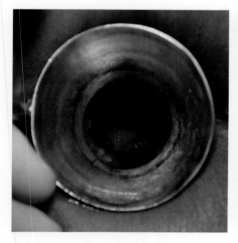 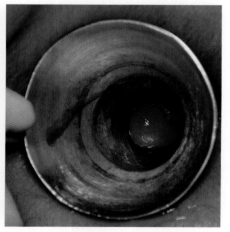

图 5-1-1A　碘伏消毒后暴露需注射部位　　图 5-1-1B　注射后黏膜饱满隆起

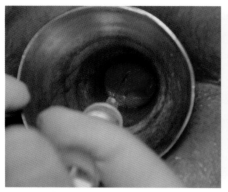

图 5-1-1C 注射视野内其他部位

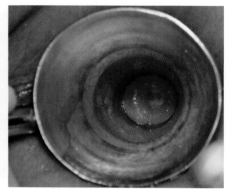

图 5-1-1D 注射后均匀饱满

示例二

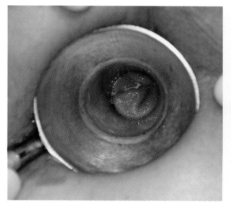

图 5-1-2A 查看需注射的部位

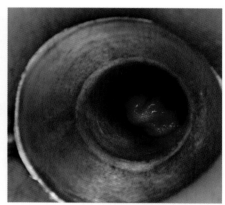

图 5-1-2B 注射前充分暴露

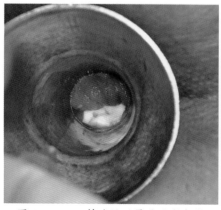

图 5-1-2C 棉球协助暴露注射部位

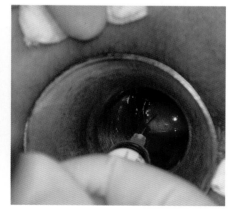

图 5-1-2D 注射以饱满为度

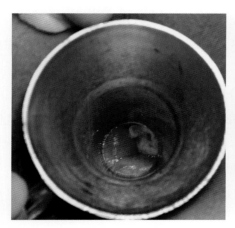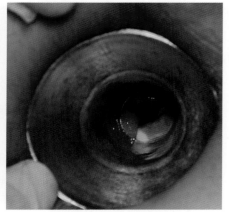

图 5-1-2E　注射以饱满为度　　　　图 5-1-2F　注射完毕后肠腔可见

二、安氏芍倍注射液注射、近心端结扎、瘢痕固定术

适应证

Ⅰ~Ⅲ度直肠脱垂。

禁忌证

同安氏芍倍注射液注射术

术前准备要点

同安氏芍倍注射液注射术

麻醉要点及体位

局部麻醉，侧卧位。

使用药物

芍倍注射液原液

手术操作要点

1.嘱患者屏气用力，使脱垂部分充分暴露在肛外。体弱者侧卧位不能完全暴

露脱垂部分时，术者可将干纱布置入肠腔与患者共同向外用力协助其脱出。

2. 在脱垂段近心端，用止血钳钳夹 3、6、9、12 点位，用丝线结扎固定钳夹部位，以作为注射和结扎的标记。

3. 小角度或平行进针，向未翻出部分均匀注射芍倍原液，使其饱满。

4. 自脱垂顶端起始位置开始至脱垂底部，沿直线每隔 1~1.5cm 做一结扎固定，使结扎点大致成一纵行。

5. 保持每纵行结扎点间距约 2cm，重复步骤 4 结扎全部脱垂部分。

6. 在每两列结扎点之间，自脱垂顶端起至底部，纵向注射芍倍原液（柱状注射），使注药区隆起呈串珠状。

7. 全部注射完毕后将脱垂部分手托还纳肛内，并于齿线上区黏膜补充结扎和注射。

关键点提示

1. 术前使脱垂部分充分暴露在肛外。

2. Ⅰ度或脱出较小的Ⅱ度直肠脱垂，可不做纵行结扎，近心端结扎亦可选择 3、7、11 点位。

3. 注射时小角度或与平行进针，进针遇抵抗感后退针给药，注射以饱满为度。

术后处理要点

1. 抗菌药物防治感染。

2. 控制进食，术后 48 小时排便。便后正常饮食。

3. 换药时在肛镜下用生理盐水冲洗清洁肠腔。

手术示例

示例一

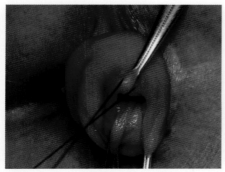

图 5-2-1A　Ⅰ度直肠脱垂，近心端结扎
3、7、11 点位

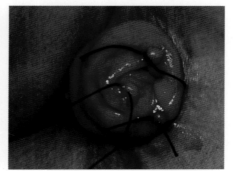

图 5-2-1B　近心端结扎

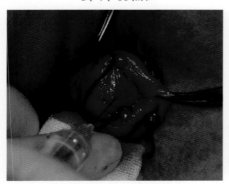

图 5-2-1C　注射

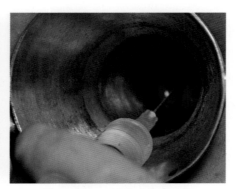

图 5-2-1D　还纳后补充注射

示例二

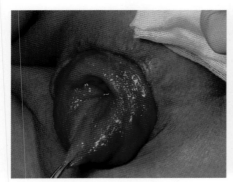

图 5-2-2A　Ⅱ度直肠脱垂

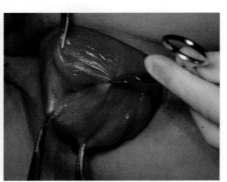

图 5-2-2B　近心端结扎

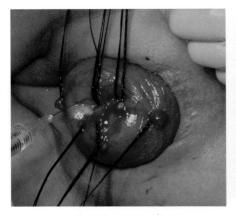

图 5-2-2C 注射

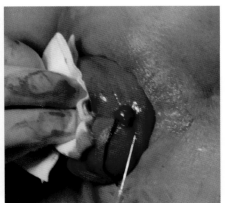

图 5-2-2D 注射

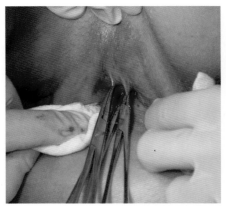

图 5-2-2E 紧缩固定

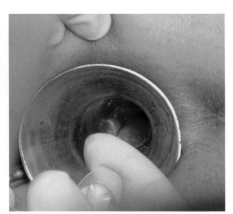

图 5-2-2F 镜下补充注射

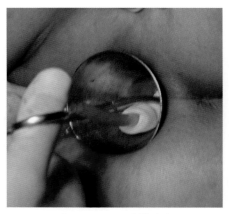

图 5-2-2G 置管引流

示例三

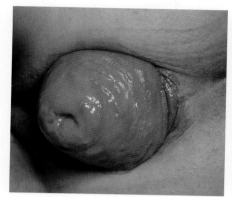

图 5-2-3A　Ⅲ度直肠脱垂

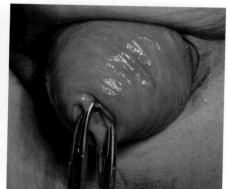

图 5-2-3B　近心端结扎

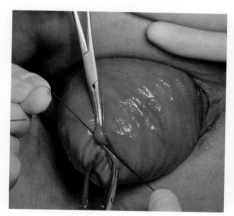

图 5-2-3C　近心端结扎

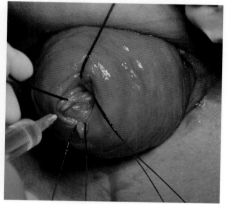

图 5-2-3D　注射

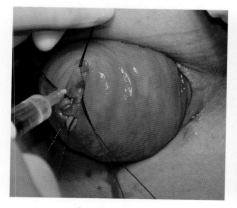

图 5-2-3E　注射

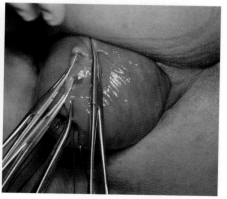

图 5-2-3F　纵行结扎

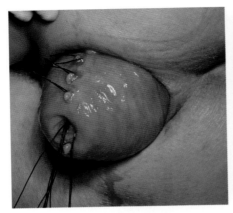

图 5-2-3G　纵行结扎

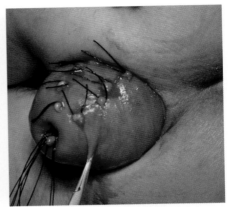

图 5-2-3H　纵行结扎

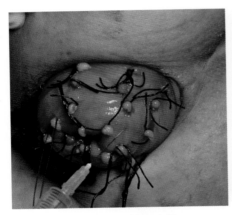

图 5-2-3I　柱状注射

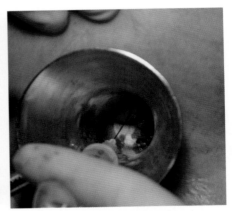

图 5-2-3J　镜下补充注射

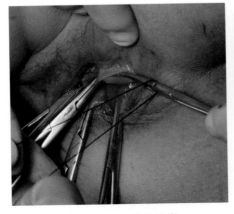

图 5-2-3K　紧缩固定

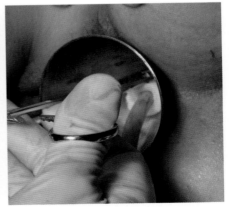

图 5-2-3L　置管引流

第六章　肛门直肠狭窄手术

肛门直肠狭窄切开松解加安氏芍倍注射液注射术

适应证

肛门和直肠瘢痕性狭窄。

禁忌证

严重心脑血管及肺部疾病患者。

严重糖尿病患者。

凝血功能障碍、有出血倾向疾病患者。

恶性肿瘤放化疗期间。

有其他严重内科疾病患者和活动受限者。

术前准备要点

术前当日排空大便，清洗肛门局部，必要时清洁灌肠。

麻醉要点及体位

局部麻醉，侧卧位。

使用药物

1∶1浓度芍倍注射液

手术操作要点

1. 做纵向切口切开瘢痕。

2. 自瘢痕切面向瘢痕内注射 1：1 浓度芍倍注射液。

术后处理要点

1. 术后抗菌药物防治感染。

2. 术后当日少量进食，次日起可正常饮食和排便，大便以成形的"香蕉便"为佳。

3. 每日便后冲洗、坐浴、换药。

手术示例

示例一

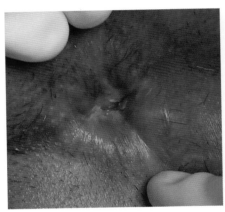

图 6-1-1A 肛管皮肤缺损导致肛门瘢痕性狭窄

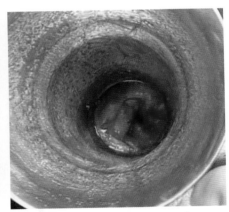

图 6-1-1B 麻醉后见皮肤缺损，肛镜不能进入

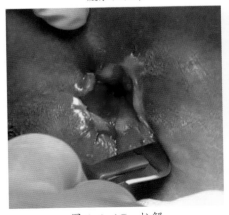

图 6-1-1C 松解

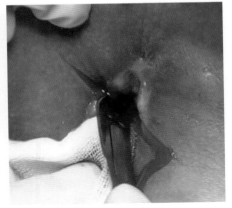

图 6-1-1D 松解

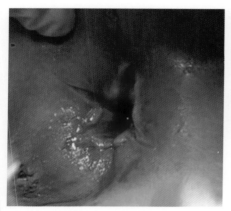

图 6-1-1E　松解

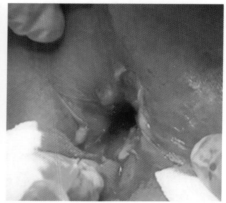

图 6-1-1F　注射

示例二

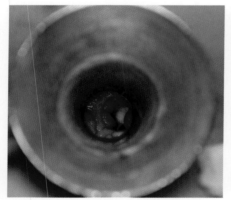

图 6-1-2A　麻醉后肛镜下见 PPH 术后
直肠狭窄

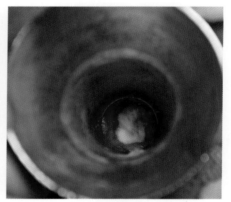

图 6-1-2B　狭窄呈环状

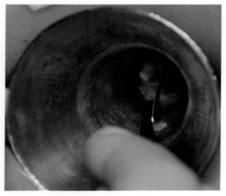

图 6-1-2C　松解

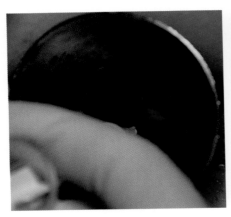

图 6-1-2D 注射

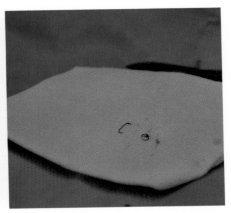

图 6-1-2E 术中取出的未脱落吻合钉